DAOLU JIA… SHIGU XIANCHANG
SHANGYUAN JIJIU SHOUCE

道路交通事故现场伤员急救手册

云　南　省　红　十　字　会
云南省公安厅交通警察总队
云南省公路运输管理局

人民交通出版社
China Communications Press

内 容 提 要

本书根据道路交通事故现场伤员的特点，汲取国内外成熟的救护经验和方法，系统地介绍了道路交通事故现场救护的原则、步骤和常用伤员急救方法，以帮助广大驾驶员掌握必要的伤员急救知识和方法。

本书供机动车驾驶培训学校初学和道路运输驾驶员培训教学使用，也可供其他驾驶员和专业人员学习参考。

图书在版编目（CIP）数据

道路交通事故现场伤员急救手册 / 云南省红十字会，云南省公安厅交通警察总队，云南省公路运输管理局. —北京：人民交通出版社，2009.12

ISBN 978-7-114-08191-0

Ⅰ.道… Ⅱ.①云…②云…③云… Ⅲ.公司运输－交通运输事故－急救－手册 Ⅳ.R459.7-62 U491.31-62

中国版本图书馆 CIP 数据核字（2010）第 002327 号

书　　名：道路交通事故现场伤员急救手册
著 作 者：云南省红十字会
　　　　　云南省公安厅交通警察总队
　　　　　云南省公路运输管理局
责任编辑：王振军　顾炜鲁　李　洁　范　坤
插图设计：周　亮
设计制作：文思莱
出版发行：人民交通出版社
地　　址：（100011）北京市朝阳区安定门外外馆斜街 3 号
网　　址：http://www.ccpress.com.cn
销售电话：（010）85285969，85285580
总 经 销：北京金飞图书发行中心
印　　刷：中国电影出版社印刷厂
开　　本：880 × 1230　1/32
印　　张：2.5
字　　数：60 千
版　　次：2010 年 1 月　第 1 版
印　　次：2019 年 5 月　第 45 次印刷
书　　号：ISBN 978-7-114-08191-0
定　　价：15.00 元
（有印刷、装订质量问题的图书由本社负责调换）

序

众所周知，人类在受到意外伤害或突发疾病时，能否正确及时地实施现场自救互救十分重要。正确的救护可挽救生命，减轻伤害，防止伤残。为此，《中华人民共和国红十字会法》赋予我国红十字会进行初级卫生救护培训的光荣职责，这也是国际红十字会倡导各国红十字会开展的一项重要工作。

国际红十字运动起源于战地救护，迄今已有150年的历史，“保护人的生命和健康”是红十字会的宗旨。普及群众性现场急救知识和技能，提高全民的卫生救护知识水平和自救互救能力，减少各种灾害和突发事件造成的伤残和死亡，保障人民群众生命财产安全，已经成为当今世界各国高度重视的议题。面对全球突发事件和意外事故频频发生给人类造成的严重伤害，2005年红十字会与红新月会国际联合会特别将每年9月的第二个星期六定为“世界急救日”，提倡“急救为人道”，重申“救护是不加歧视、尊重生命的人道主义行为”。红十字会相信每个人都可以学习救护知识，挽救生命。救护知识需要不断地更新，救护技能需要不断地练习。

云南地处高原，山高谷深，道路运输是主要的交通运输方式。随着社会经济的发展，交通运输量不断增大，意外交通事故发生的几率也随之增加，给国家和人民的生命财产带来重大损失。云南省红十字会秉承“人道、博爱、奉献”的红十字精神，以珍爱人的生命、保护人的健康、减轻人的痛苦为己任，多年来，在交通、公安、铁道、民航、安监、消防、旅游、电力、监狱等多部门的积极支持和配合下，全省群众性卫生救护培训工作取得了一定成效。但由于云南省道路交通运输任务繁重，行业风险较高，从业人员虽多但现场自救互救知识有限、技能不高、意识淡薄。为此，云南省红十字会与云南省公安厅交通警察总队、云南省公运输管理局合作，按照中国红十字会总会、公安部、交通运输部《关于深入开展卫生救护培训工作文件的通知》精神，聘请专家参与，结合云南省的情况和当今急救医学的新观念、新进展，编写了《道路交通事故现场伤员急救手册》。

《道路交通事故现场伤员急救手册》一书，内容涵盖了心肺复苏、止血、包扎、固定、搬运五大急救技能，注重实用，突出重点，简明扼要，图文并茂，通俗易懂，可操作性强，便于普及。本书既切合广大机动车驾驶员及道路运输从业人员的行业特点，又适用于不同文化层次的人群学习掌握。相信广大机动车驾驶员、道路运输从业人员及社会公众一定会开卷有益。只要认真学习，当遇到紧急意外伤害时，在事故发生现场的第一时间，能够用所学的急救知识和技能，把握拯救生命的黄金时刻，及时正确地施救，就可挽救生命，减轻伤残。

我们希望《道路交通事故现场伤员急救手册》不仅能成为交通事故现场急救的好帮手，也能成为普及初级卫生救护知识和技能的科普读物，通过急救知识的普及，为保障人民群众的生命财产安全发挥积极作用，并做出应有的贡献。希望有更多的人能从该《手册》中获得初级急救知识和技能，让我们的生命更安全，生活更美好，社会更和谐！

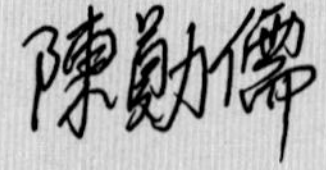

2009 年 11 月 18 日

《道路交通事故现场伤员急救手册》

审 定 组

组　　长： 杜克琳

副组长： 陈新刚　赵学聪

成　　员： 魏忠民　郭长青　唐福萍
王永清　张　林

编 写 组

组　　长： 范　立

副组长： 黄　杰　顾燏鲁

成　　员： 浦恩东　番　林　张红琳
许明珠　周　宏

目　　录

一、现场救护基本知识

社会的发展和进步，使人们的工作、生活已离不开交通工具；而汽车的飞速发展，给人类带来了文明，也带来了伤害。道路交通事故是全球意外伤害中最常见的。群死群伤的道路交通事故时有发生，已成为威胁人们生命与健康的主要意外伤害之一。严重的车祸可导致人员伤亡，伤情以颅脑外伤、脊椎骨折、胸部损伤为主，多发伤、复合伤、群体伤为多见。

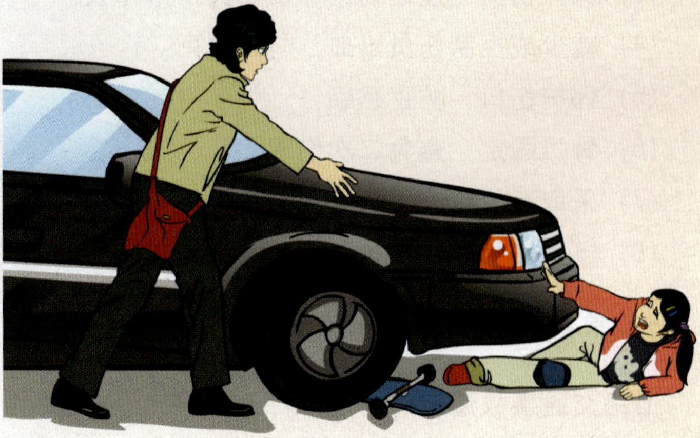

在道路交通事故现场，如果不能给伤者进行初步的救护而错过了最佳急救时间，将会造成伤员的死亡和伤残。因此，让驾驶员掌握必要的急救知识和急救方法，在遇到因交通事故造成意外伤害的伤员时，能及时采取正确的急救措施，挽救生命，减少伤残，为医疗机构抢救赢得时间。

1. 现场救护的基本任务

救护的目的主要是挽救伤员的生命，减少伤残后遗症，防止伤势加重及促进复原。现场救护的基本任务是：

（1）检伤分类，分出轻重缓急，对伤员进行分级处理；

（2）救命为主，抢救、延长伤员生命；

（3）保持伤员气道通畅，保证伤员正常呼吸；

（4）减少或控制伤员出血，防止休克；

（5）保护伤口，防止感染；

（6）骨折固定，避免二次伤害；

（7）采取有效措施，防止并发症，减少伤残；

（8）迅速安全转运伤员。

2. 常见伤员的受伤部位

道路交通事故造成的伤情，以颅脑损伤、脊柱骨折、开放性骨折、胸部损伤为主；多发伤、复合伤以及群体伤最为常见，这些伤情的致残、致死率很高。大多数死亡原因主要是因头部损伤、失血过多、严重的复合伤和多发伤所致，还有相当一部分伤员是因为抢救不及时而死亡。

3. 现场救护的原则

交通事故中的伤员可能是多发伤、复合伤或群体伤，加之交通事故现场环境复杂、混乱，救护条件不足，现场急救需要分轻重、缓急，以先救命、后治伤为救护原则，尽量采取减轻伤员痛苦和减少死亡的措施：

（1）观察交通事故现场周围环境确认安全，同时注意保证自身和伤员的安全后，开始施救；

（2）现场救护顺序：紧急呼救—保护现场—转运伤员（救护电话120、110、122、119）；

（3）呼救的同时，查看伤员的伤情，脊柱损伤的伤员不能拖、拽、抱；

（4）判断伤员是否有意识、呼吸、心跳，对呼吸和心跳停止的伤员，迅速采取心肺复苏；

（5）伤员大出血时，快速、有效进行止血；

（6）先包扎头部、胸部、腹部伤口，后包扎四肢伤口；

（7）先固定颈部，后固定四肢；

（8）操作迅速、平稳。

4. 现场救护要领

（1）判断现场危险是否解除，及时拨打急救电话；

(2) 保护现场、关闭发动机、固定车辆，防止溜动；

(3) 切勿立即移动伤员，除非处境会危及生命（如汽车着火）；

(4) 表明身份，询问伤情，安慰伤员；

(5) 就近选择安全、平坦的救护场地；

(6) 按正确的搬运方法将伤员搬离现场或危险环境；

(7) 根据伤员伤情将其置于适当的体位；

(8) 迅速判断伤情，采取相应的急救措施；

(9) 安全迅速地将伤员转送往医院。

常见伤情分类表

类别	程度	伤情
I	危重伤	严重头部伤、大出血、昏迷、各类休克、严重挤压伤、内脏伤、张力性气胸、颌面部伤、颈部伤、呼吸道烧伤、大面积烧伤（30%以上）
II	中重伤	胸部伤、开放性骨折、小面积烧伤（30%以下）、长骨闭合性骨折
III	轻伤	无昏迷、休克的头颅损伤和软组织伤

5. 常用伤员急救方法

常用伤员急救方法有心肺复苏术、止血、包扎、固定及搬运，称为紧急救护常用的五大技能，是驾驶员应该掌握的基本救护技能。

二、心肺复苏术

心跳、呼吸骤停是最紧急的危险情况。心肺复苏术（CPR）是对心跳、呼吸骤停的伤员所采取的急救措施。许多心跳呼吸骤停的伤者，只要抢救及时、方法正确，是可以抢救成功的。

1. 判断求援

1）判断伤员意识

救护人员轻轻拍击伤员肩部，来判断伤员有无意识。如果是认识的人，可直接呼喊其姓名。

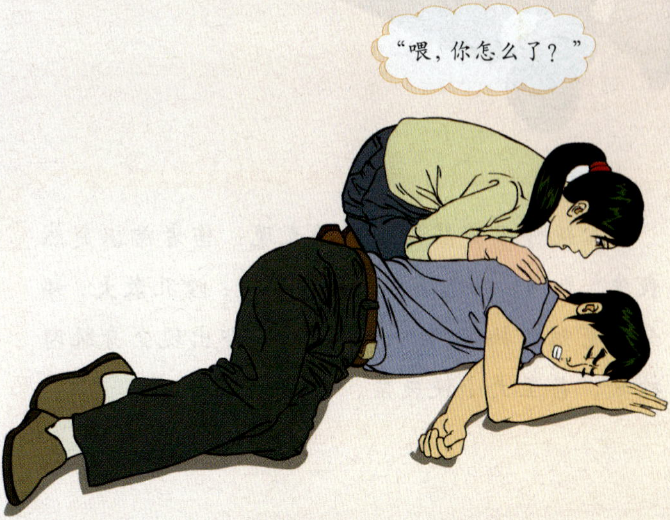

2）呼救求援

初步确定伤员神志不清时，救护人员应立即向周围的人大声呼救。

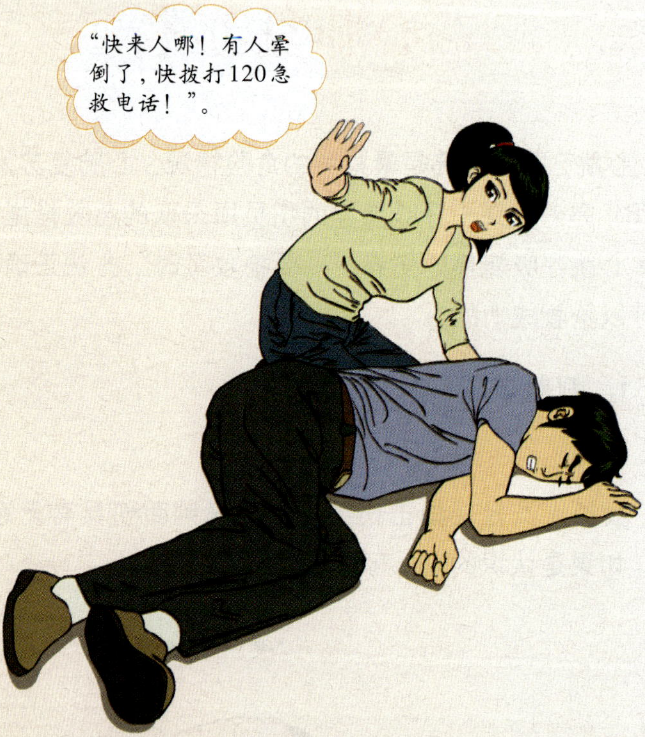

心跳呼吸突然停止时的表现：伤者意识突然丧失，昏倒；面色苍白或转为紫绀；瞳孔散大；部分可有短暂抽搐，伴头眼偏斜，随即出现全身肌肉松软，甚至大小便失禁。

3）保持气道畅通

保持伤员气道畅通是正常呼吸的必要条件，如果伤员有反应但不能说话、不能咳嗽，可能存在气道阻塞，必须立即检查并清除阻塞物。

清除口腔异物的方法

伤员处于仰卧位，用双手掌固定患者头面部，轻缓地将伤员头面部偏向一侧（通常置于右侧），角度约45度。救护人左手按住患者前额，右手拇指伸入患者口腔，压住伤员舌体，扳开伤员口腔，再用左手食指或小指将伤员口腔内的异物抠出。

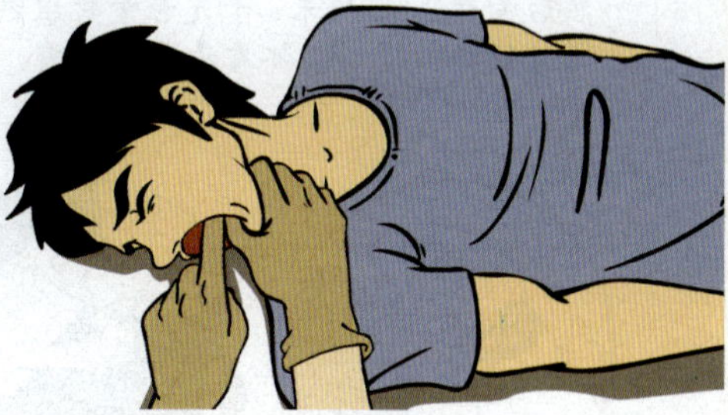

4）判断呼吸

在伤员气道畅通后，救护人员应对无反应的伤员进行呼吸检查，如果呼吸停止，立即施行人工呼吸。

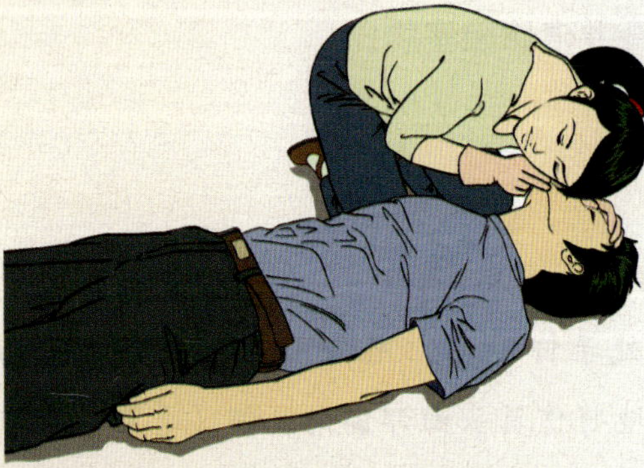

5）判断脉搏

对伤员的循环进行检查，可用右手食指及中指触及伤员颈部的颈动脉处，如果摸不到脉搏，应迅速实施胸

食指及中指触及伤员气管正中部位，然后旁移2～3厘米，于气管旁软组织深处轻轻触摸颈动脉看是否有搏动。

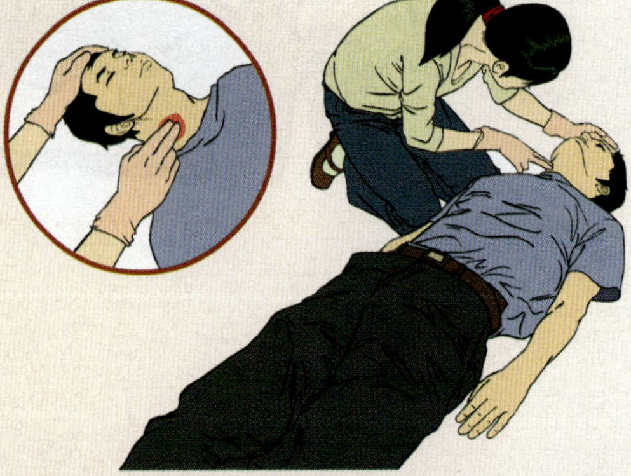

外心脏按压。

2. 将伤员置于侧卧位

如果伤员无意识，但仍有心跳及呼吸，无论伤员处于什么位置，都需要将其置于昏迷体位，即侧卧位。操作如下：

（1）抢救者跪于伤员一侧，将伤者同侧的手臂肘关节屈曲成 90 度置于头部侧方；

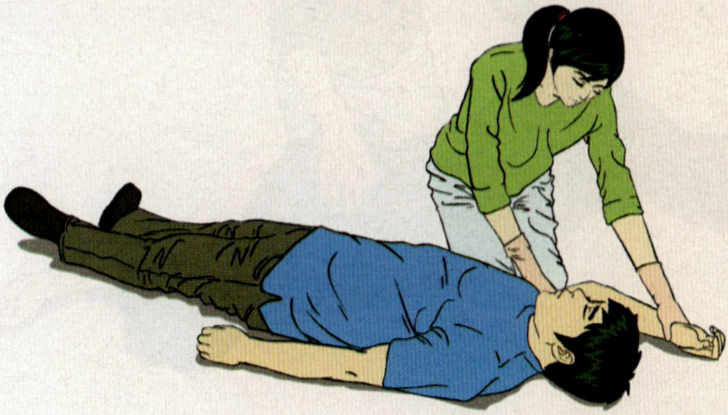

（2）将另一侧的手肘弯曲置于胸前，手背垫于伤员另一侧的脸部；

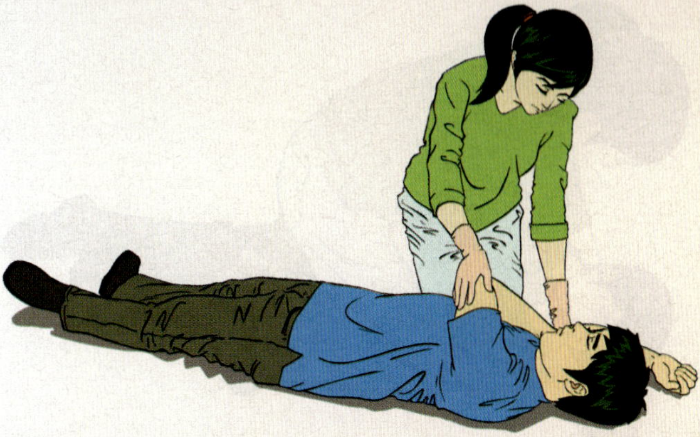

(3) 将远离救护人一侧的下肢屈曲至小腿与地面垂直，一手扶住伤员对侧肩部，另一手抓住膝部，轻轻将伤员平稳地转动至侧卧姿势；

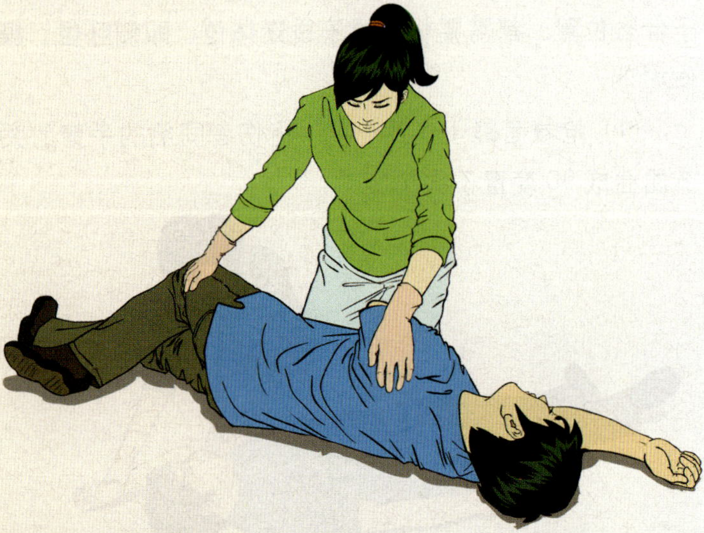

(4) 将伤员上方的手掌心向下置于面颊下方，并将气道打开。

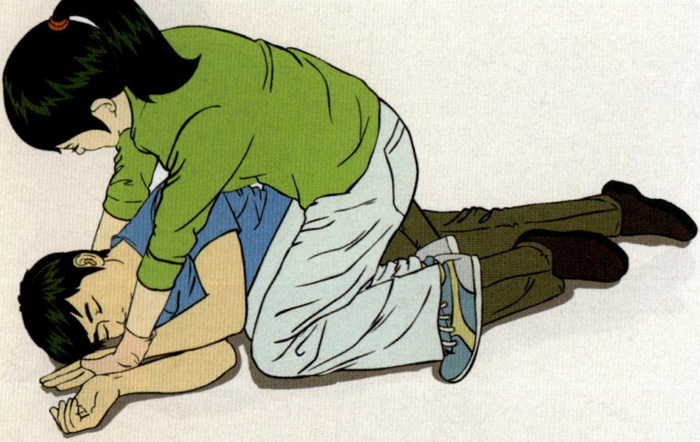

3. 心肺复苏操作程序

当有伤员心跳及呼吸停止或昏迷时，救护人应迅速实施心肺复苏术进行抢救。

1）将伤员置于仰卧位

（1）救护人位于伤员一侧，将伤员的双上肢向头部方向伸直；

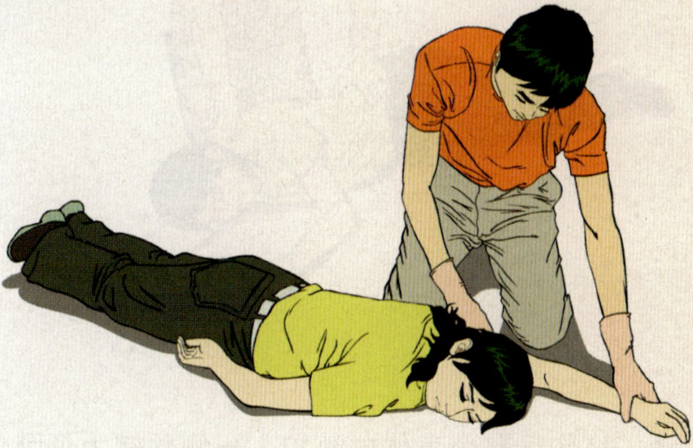

（2）再把远离救护人一侧的小腿放在另一侧腿上，两腿交叉；

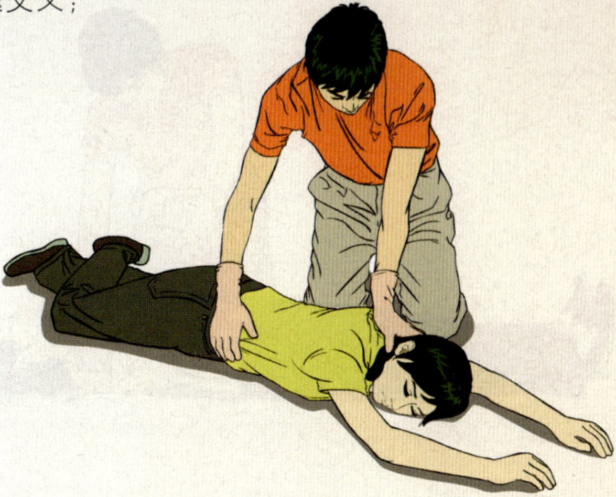

(3) 救护人一只手托住伤员的头颈部，另一只手抓住伤员远离救护人一侧的腋下或跨部；

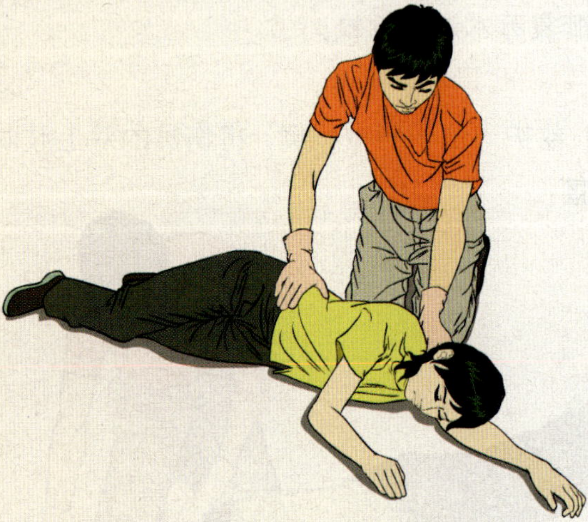

(4) 将伤员整个身体向救护人一侧翻转为仰卧位；

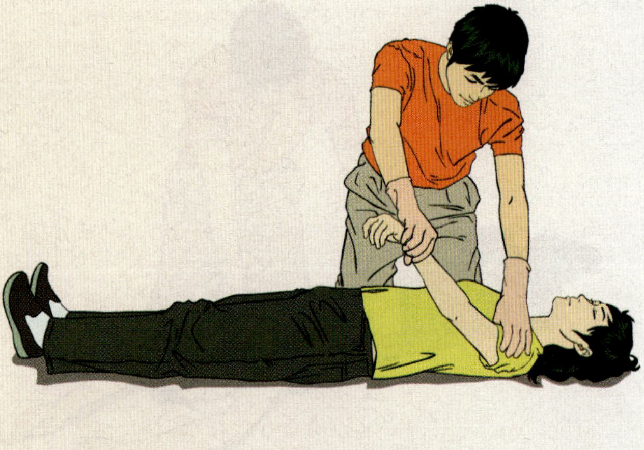

（5）将伤员上肢分别置于身体两侧。

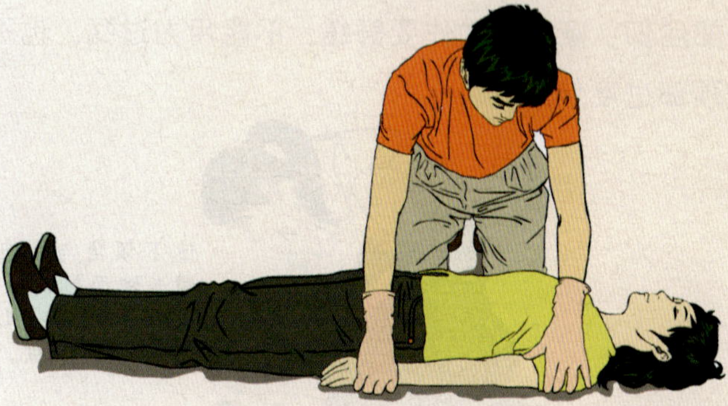

2）救护人体位

救护人根据现场伤员的环境，选择伤员一侧，两腿自然分开，间距与肩同宽跪贴于伤员的肩、胸之间。

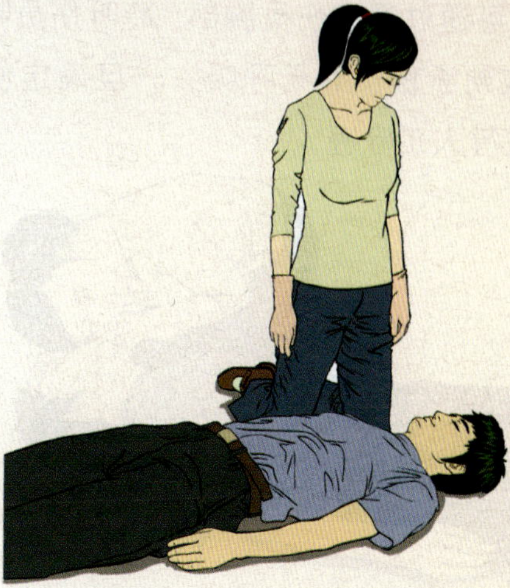

3）打开伤员气道（仰头举颏法）

救护人用一手小鱼际肌部位置于伤员前额，另一只手的中指及食指置于伤员下颏处，双手同时用力使伤员头部后仰。操作时动作要舒缓，不能用力过猛，也不能使颈部过度伸展。

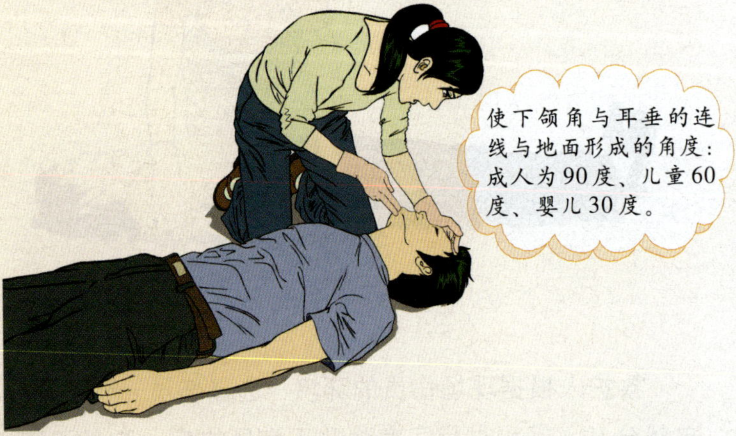

4）判断呼吸

救护人可通过观察伤员胸部、聆听伤员呼吸声和感觉呼吸气流判断伤员有无呼吸。一旦确定伤员无呼吸后，立即进行人工呼吸。

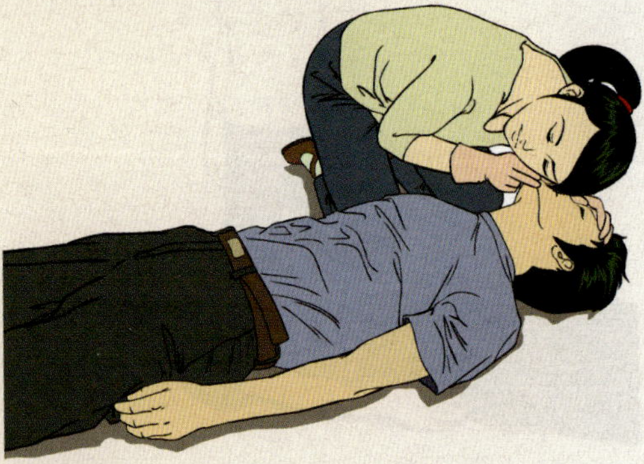

5）口对口人工呼吸

（1）在保持伤员气道畅通的前提下，救护人用放在病人前额手的拇指和食指捏紧伤员的鼻翼，以防气从鼻孔逸出。另一只手的食中二指提颌；

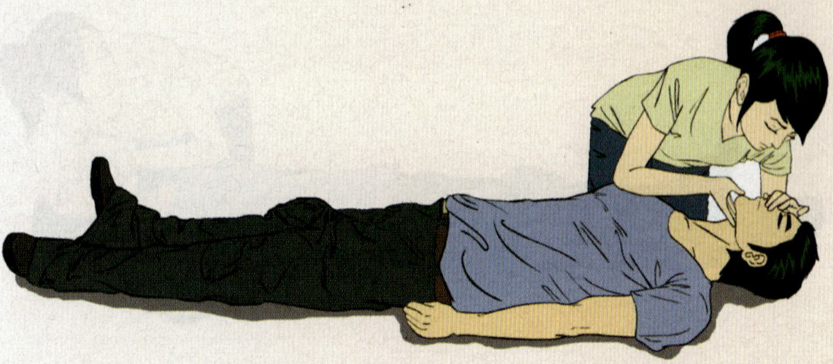

（2）救护人深吸一口气，用双唇包严伤员口唇四周，缓慢持续的向口内吹气，同时观察伤员的胸部，直至胸部上抬；

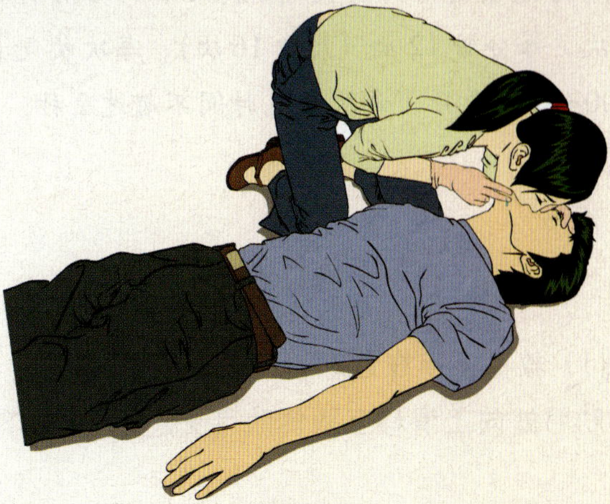

(3) 一次吹气完毕后，救护人立即抬头将口离开伤员口部，松开捏紧的鼻孔，侧身再次深吸气，准备下次操作。

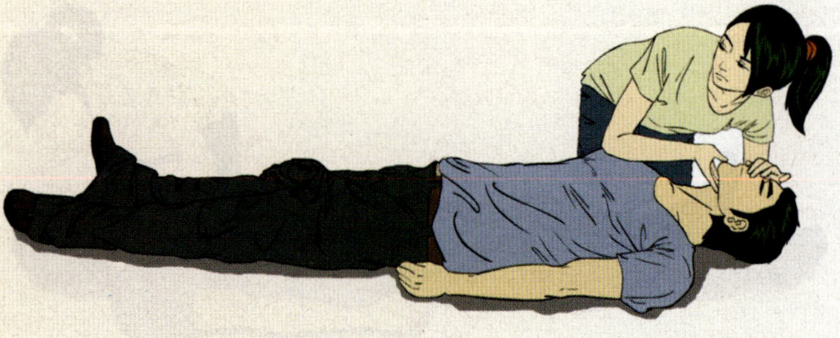

进行口对口人工呼吸时，首先确认气道畅通后，再连续进行两次吹气。成人每4～5秒钟吹气1次，每分钟12次（儿童16次），每次吹气量约400～600毫升，每次吹气时间不超过2秒。

6）胸外心脏按压

(1) 救护人用靠近患者下肢一侧手的中指，沿伤员一侧肋弓处向上滑移至两侧肋弓交汇处（胸骨下切迹），将食指定位于切迹之上；

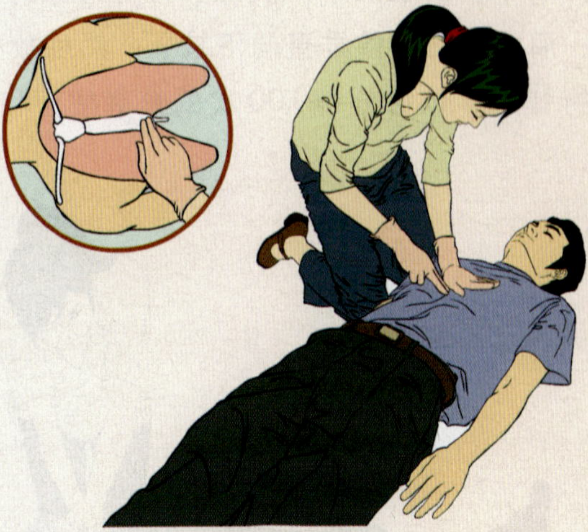

（2）另一只手的手掌根紧贴于胸骨上食指一侧（胸骨下1/2处）放好，将定位手抬起，将掌根重叠放于另一只手的手背上，十指相扣，掌心翘起，手指离开胸壁；

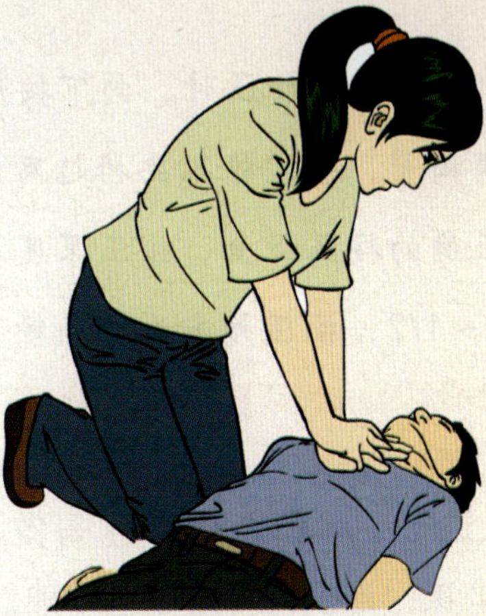

(3) 救护人上身前倾，双臂伸直，双肩在患者胸骨上方正中，以髋关节为支点，利用身体的重量，结合腰、肩、臂的力量垂直向下按压，然后放松，让胸廓自行弹起，依每分钟 100 次的频率按压和放松；

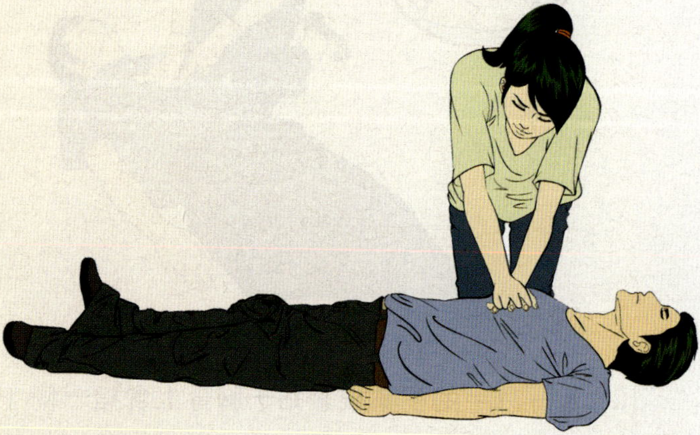

进行胸外心脏按压时，向下按压和放松的时间必须相等，手掌根不要抬起离开胸壁，以免改变正确的按压位置，按压深度是胸廓前后径的 1/3～1/2，按压频率为每分钟 100 次。

(4) 单人进行心肺复苏操作时，每做30次胸外按压，做人工呼吸 2 次，连续做 5 遍或 2 分钟，检查一次呼吸和脉搏。如果没有呼吸和脉搏，则继续以30：2的比例实施心肺复苏，每4～5分钟停止一次操作，检查呼吸与循环；

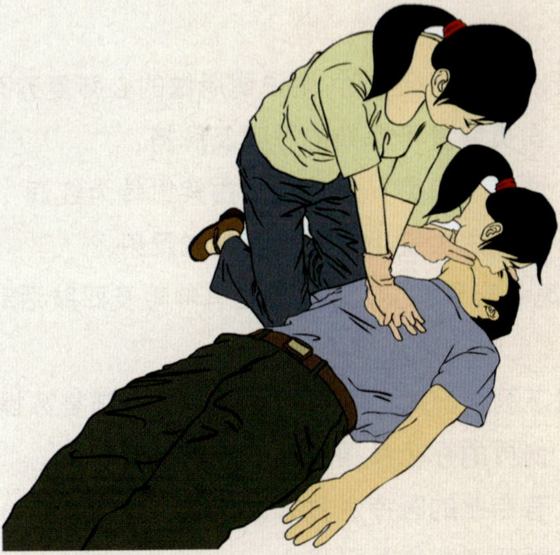

（5）双人进行心肺复苏操作时，两人分别跪在伤员

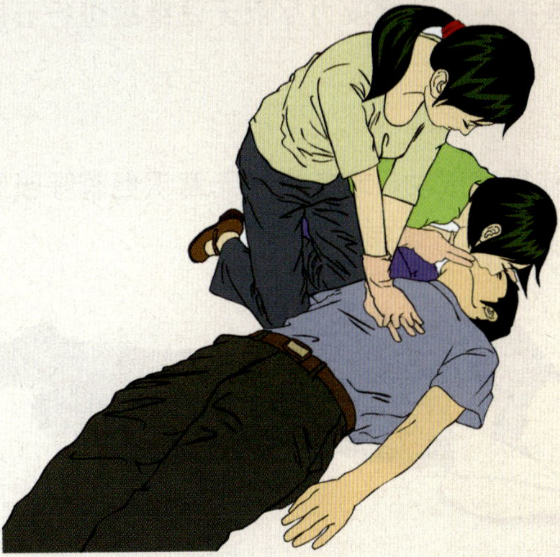

两侧，一人在胸腰部附近，负责胸外按压及颈动脉的脉搏检查；另一人在伤员头颈部附近，负责做人工呼吸，两人要密切配合，按30：2的比例实施心肺复苏。

7）心肺复苏有效的征兆

伤员出现以下征兆时，则说明所做的心肺复苏有效：

（1）伤员恢复可探知的呼吸及脉搏；

（2）面色（口唇）好转，如由紫绀转为红润；

（3）瞳孔由大变小，并可有对光反射；

（4）患者出现知觉反应，甚至有呻吟及四肢活动等。

8）停止做心肺复苏的条件

出现下列情况时，救护人可以终止心肺复苏操作：

（1）伤员的呼吸及循环已有效的恢复；

（2）有专业的医疗急救人员到场接替抢救；

（3）医师判断伤员已死亡；

（4）现场出现威胁救护人员安全的情况；

（5）救护人员已精疲力尽而无法继续进行心肺复苏操作。

9）复原（侧卧）位

当心肺复苏成功，或伤员虽无意识但有呼吸和心跳时，应将其翻转为复原（侧卧）位。

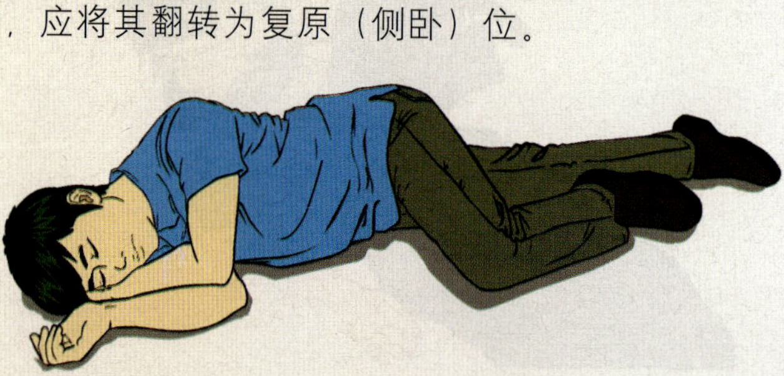

三、创伤止血

创伤是因各种致伤因素，造成人体组织损伤和功能障碍。现场处理不及时，很容易加重伤情，重者会导致功能障碍、残疾，甚至死亡。创伤救护包括止血、包扎、固定、搬运四项技术。

1. 失血的症状

伤员无论是内出血还是外出血，一旦失血量较多，都可出现面色苍白、口渴、冷汗淋漓、手足发凉、软弱无力、呼吸紧迫、心慌气短等症状。检查时，会伴有脉搏快、弱或触摸不到脉搏，血压下降，表情淡漠，甚至神志不清等现象。

2. 止血方法

止血方法有包扎止血、加压包扎止血、指压止血、加垫屈肢止血、填塞止血、止血带止血。在事故现场，可根据伤员出血的部位，采用不同的止血法止血，不到万不得已的情况，尽可能不使用止血带止血。

1）包扎止血

包扎止血适用于出血量少的表浅小血管、毛细血管出血。包扎时将敷料、纱布覆盖在伤口上，敷料、纱布要有足够的厚度，敷料要超过伤口边缘至少3厘米，后用胶布、绷带卷或三角巾进行包扎。较小的伤口，可用粘贴创口贴止血。

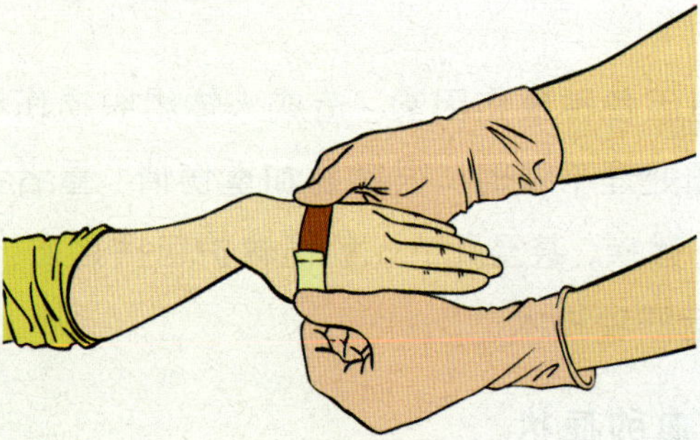

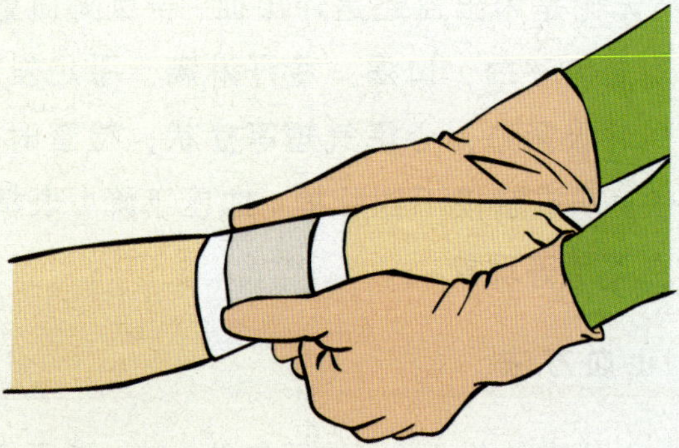

提示：

在事故现场，如果没有常用的包扎材料，可就地取材，选用三角巾、手帕、纸巾、清洁布等包扎止血。

2）加压包扎止血

加压包扎止血适用于全身各部位的小动脉、静脉及毛细血管出血。操作如下：

（1）用敷料或其他洁净的毛巾、手绢、三角巾等覆盖伤口，敷料要超过伤口至少3厘米，如敷料被血浸湿，应再加一层敷料；

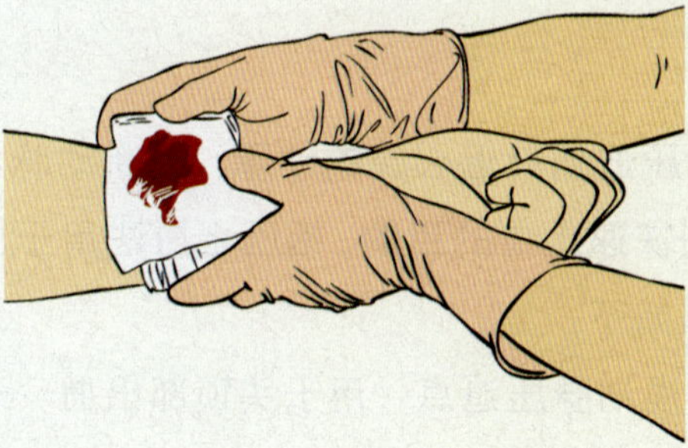

（2）用绷带包扎，适当收紧加压包扎达到止血目的；

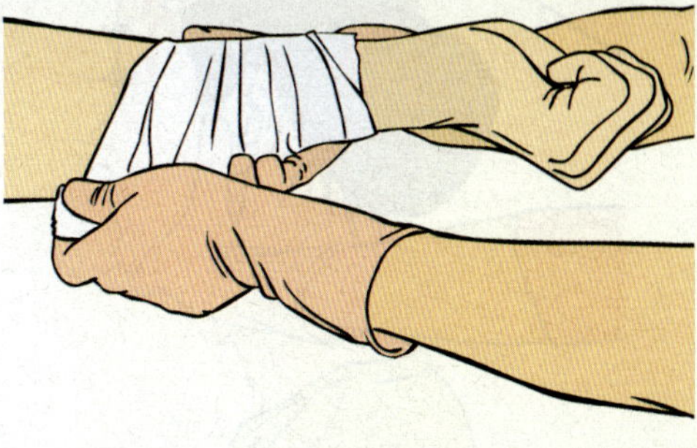

（3）检查伤口远心端血运情况。

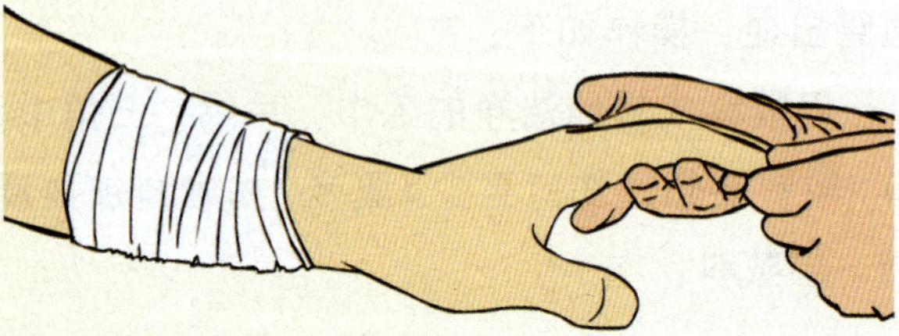

挽救生命

3）指压止血

用手指压迫伤口近心端的动脉，阻断动脉血运，能有效地达到快速止血的目的。指压止血法用于出血多的伤口。操作如下：

（1）颞浅动脉压迫点：用于头顶部出血，一侧头顶出血时，在同侧耳前，对准耳屏前方1.5厘米处，用拇指压迫颞浅动脉止血；

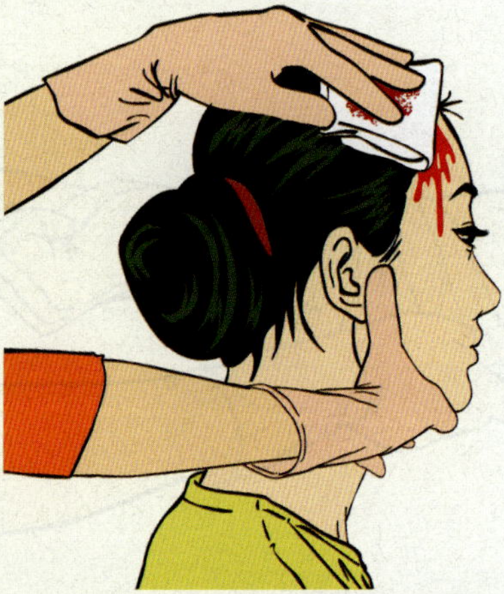

（2）肱动脉压迫点：肱动脉位于上臂中段内侧，位置较深。当前臂及手出血时，在肱二头肌内侧处触摸到肱动脉搏动后，用拇指按压可止血；

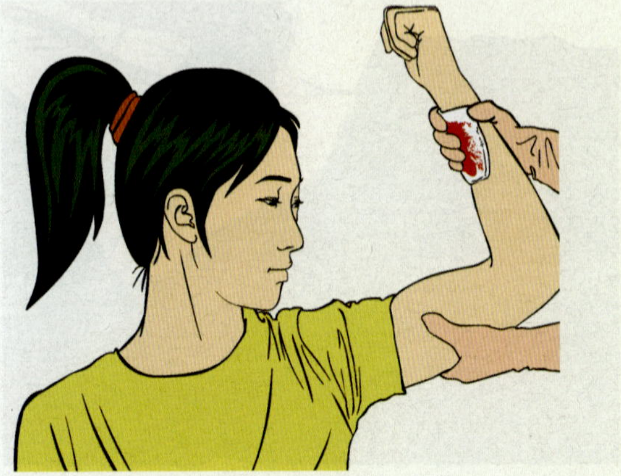

（3）桡、尺动脉压迫点：桡、尺动脉在腕部掌面两侧。手腕及手出血时，同时按压桡、尺两条动脉方可止血；

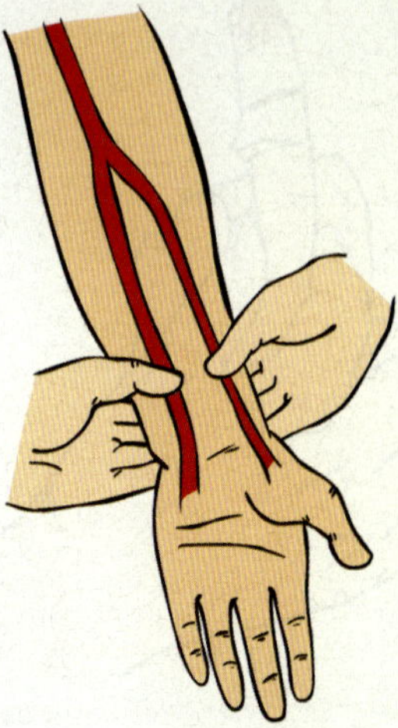

(4) 股动脉压迫点：股动脉在腹股沟韧带中点偏内侧的下方，下肢大出血时，用拇指或用手掌根向下压迫止血；

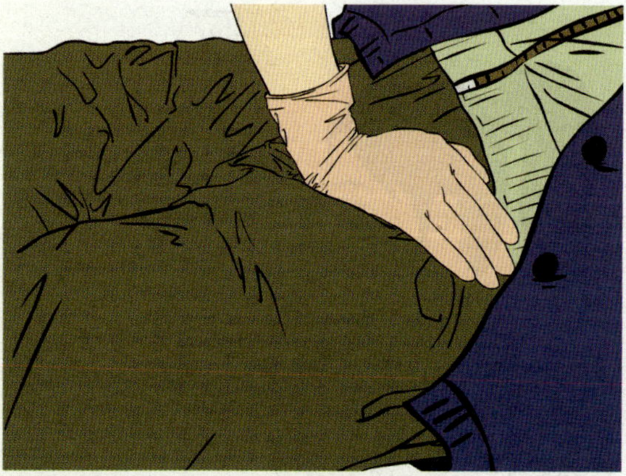

(5) 手指动脉压迫点：手指出血时，用拇指和食指捏住伤指根部两侧的小动脉止血。然后用一块小纱布压在伤口上，在伤口固定纱布后用胶布缠绕固定。

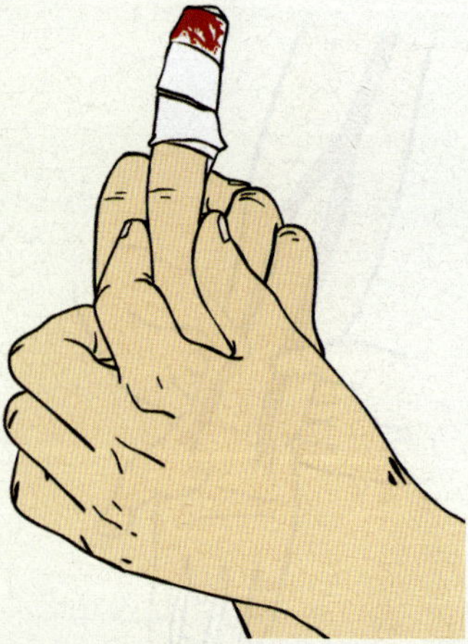

4）止血带止血

四肢有大血管损伤或伤口大、出血量多时，可采用止血带法止血。操作如下：

（1）准备好止血带，在上臂的上1/3段或大腿的上段垫好衬垫；

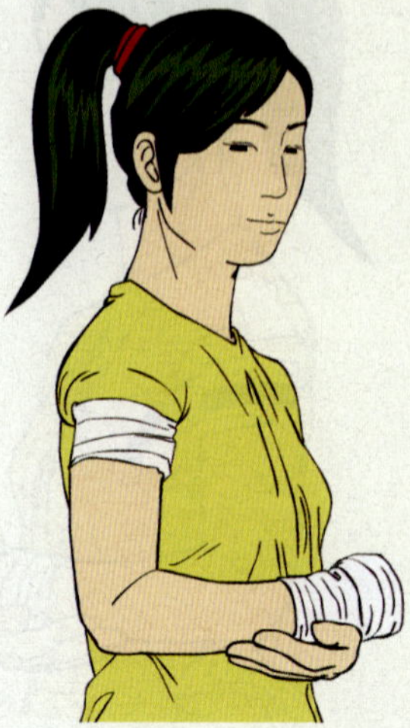

（2）将止血带缠在肢体上，一端穿进扣环，拉紧至伤口不出血为止；

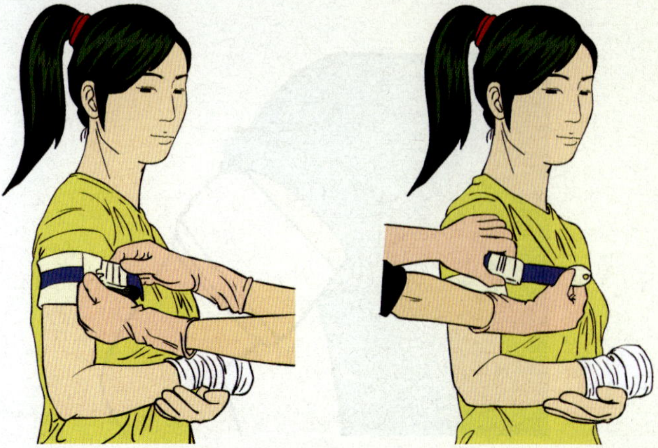

（3）最后标注使用止血带的时间，每隔50分钟需要放松3～5分钟；放松止血带期间，要用指压法或直接压迫法止血，以减少出血。

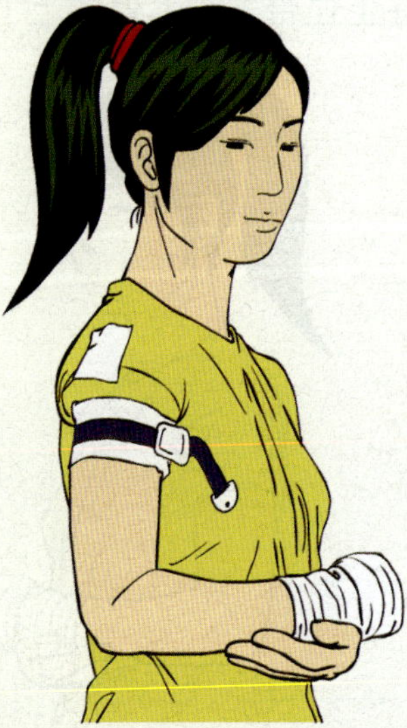

代用材料止血

（1）将三角巾、床单等布料折叠成带状，在上臂的

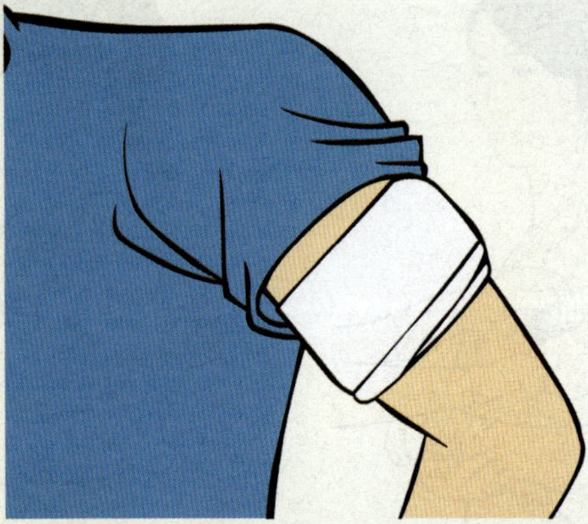

上1/3段或大腿的上段垫好衬垫（绷带、毛巾、平整的衣物等）；

（2）使用制好的布料带在衬垫上加压绕肢体一周，两端向前拉紧，打一个活结；

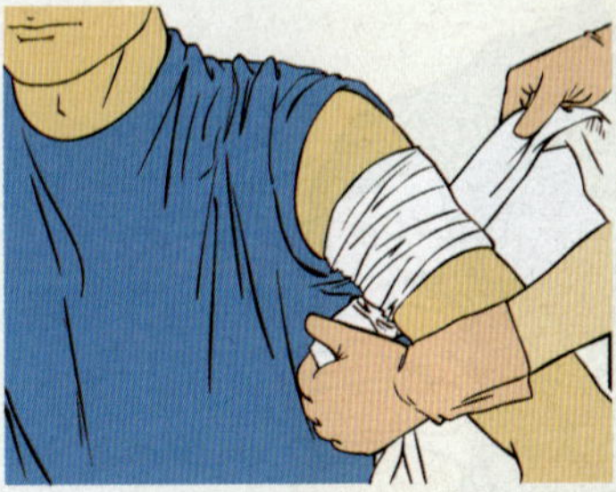

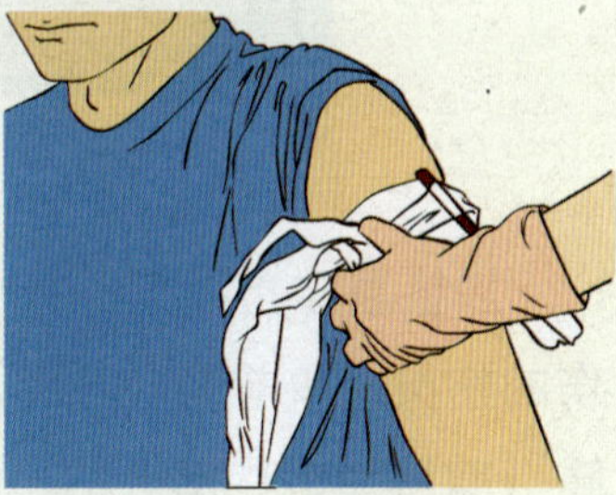

（3）用绞棒插在带状的外圈内，提起绞棒绞紧，将绞紧后的绞棒另一端插入活结小圈内固定；

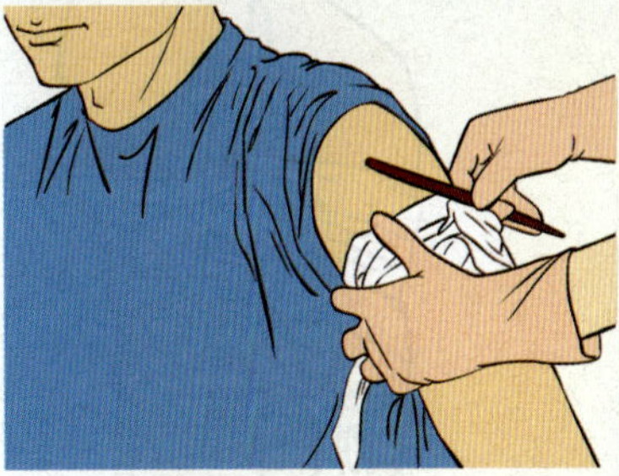

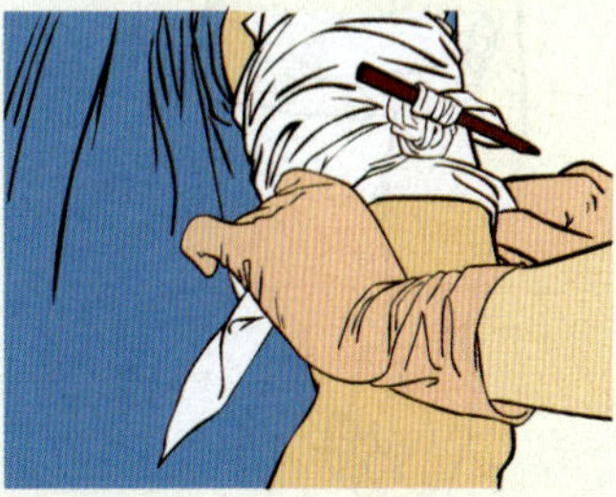

(4) 最后标注使用布料带的时间，每隔50分钟需要放松3~5分钟；放松布料带期间，要用指压法或直接压迫法止血，以减少出血。

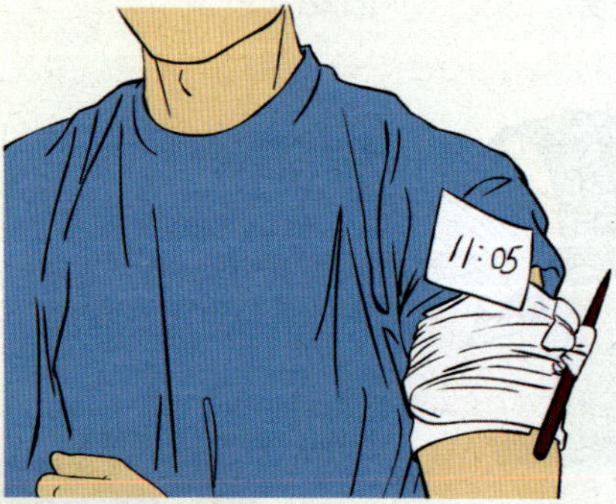

5) 加垫屈肢止血

加垫屈肢止血用于外伤出血量较大，肢体无骨折损伤的伤员，如前臂（肘窝加垫）、上臂（腋窝加垫）、小腿（腘窝加垫）部分的出血时止血。操作如下：

(1) 前臂出血，在肘窝处放置纱布垫或毛巾、衣物

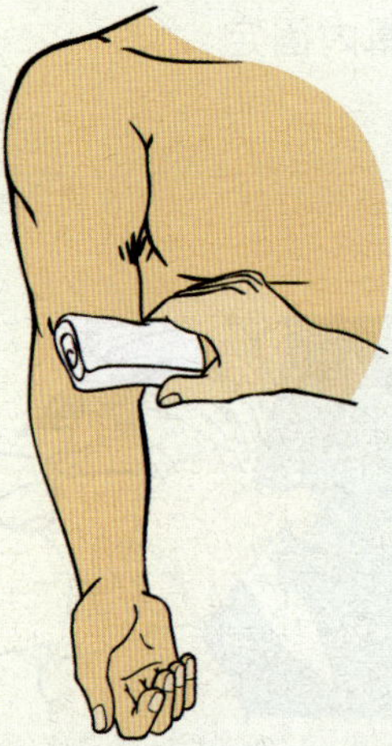

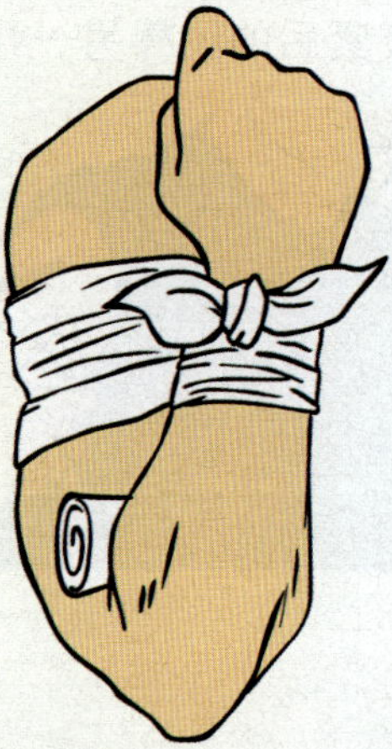

等，肘关节屈曲，用绷带或三角巾屈肘位固定；

（2）上肢出血，在腋窝加垫，使前臂屈曲于胸前，用绷带或三角巾将上臂固定在胸前；

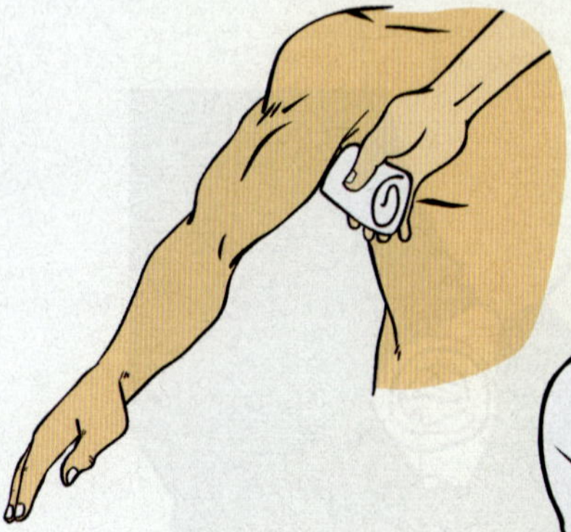

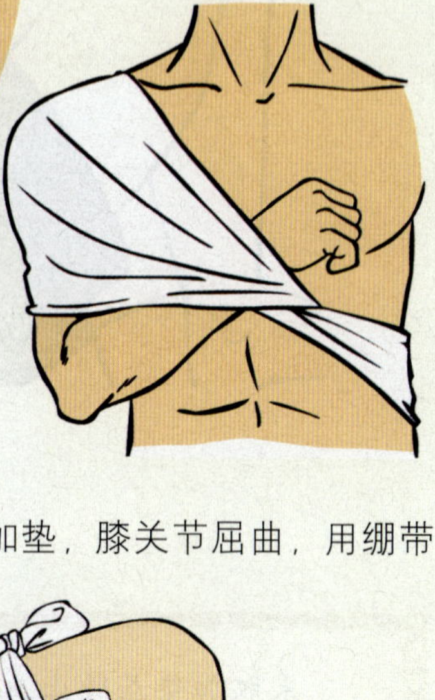

（3）小腿出血，在腘窝加垫，膝关节屈曲，用绷带

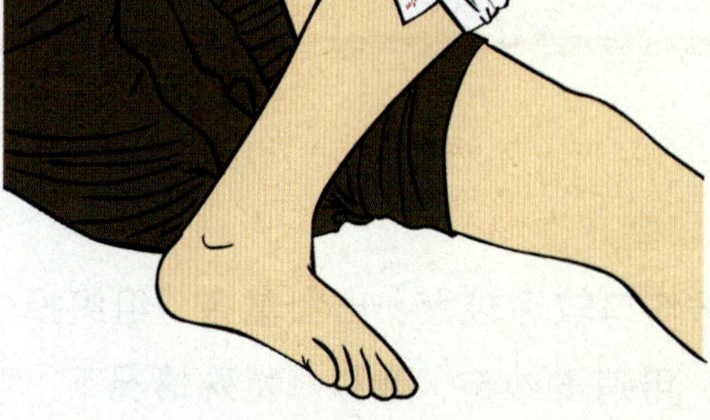

或三角巾屈膝位固定；

（4）大腿出血，在大腿根部加垫，屈曲髋、膝关节，用绷带或三角巾将腿与躯干固定。

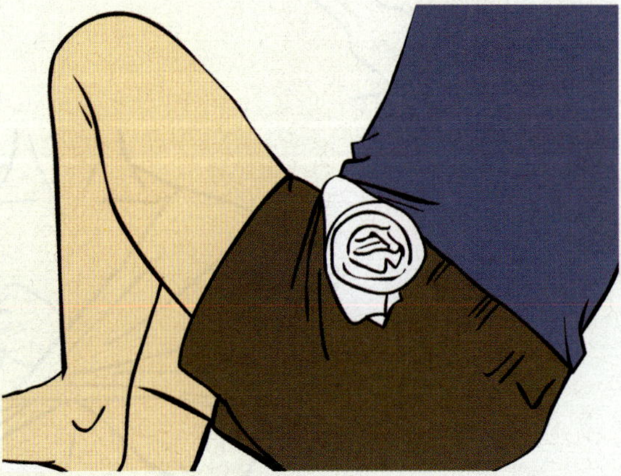

采取加垫屈肢止血后，注意肢体远端的血液循环，每隔50分钟缓慢松开3～5分钟，防止肢体坏死。

6）填塞止血

对于伤口较深较大、出血量多、组织损伤严重的现场急救。用消毒纱布、敷料（特殊情况下，可用干净的布料替代）填塞在伤口内，再用加压包扎法包扎。

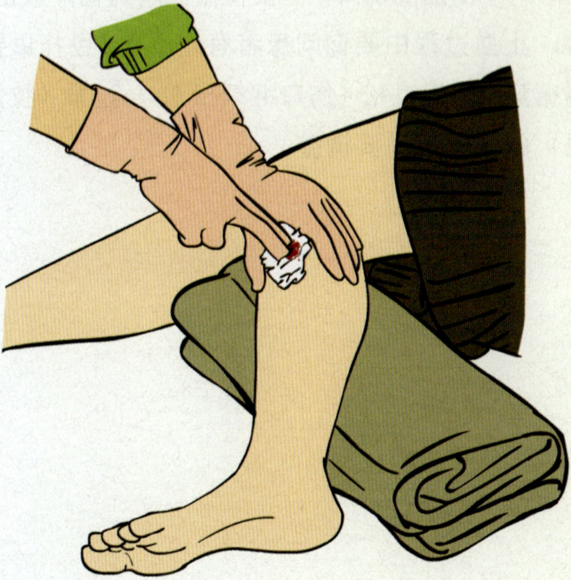

7）创伤止血注意事项

（1）创伤包扎尽可能使用防护用品；

（2）包扎时应脱去或剪开衣裤，暴露伤口，检查出血部位；

（3）根据伤口出血的部位及出血的情况，采用不同的方法止血；

（4）对嵌有异物或骨折断端外露的伤口，不要直接压迫止血；

（5）不要去除血液浸透的敷料，应在其上另加敷料并保持压力；

(6) 包扎时，抬高患肢，尽量不使用止血带；

(7) 对于出血的伤口，不要使用民间药物外敷止血；

(8) 止血过程中要询问患者有无不适，包扎后要检查远端循环，发现过松（伤口继续出血）、过紧（肢体远端缺血）的情况都需要调整。

四、伤口包扎

伤口包扎是外伤救护的重要一环，及时地对伤口进行包扎处理，可起到快速止血、保护伤口，防止进一步污染，减轻伤员痛苦的作用，有利于伤员转运和进一步治疗。

1. 绷带包扎

1）环行法

绷带环行包扎法常用于肢体粗细较均匀处伤口的包扎，包扎时用力要均匀，绷带应绕肢体紧密缠绕。操作如下：

（1）用无菌敷料覆盖伤口，左手将绷带固定在辅料上，右手将绷带打开一端稍作斜状环绕第一圈；

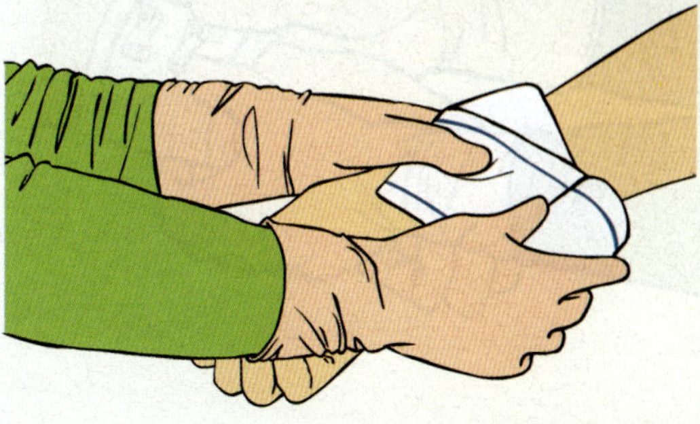

（2）将斜出的一角返折后压入环行的圈内，环绕第二圈；

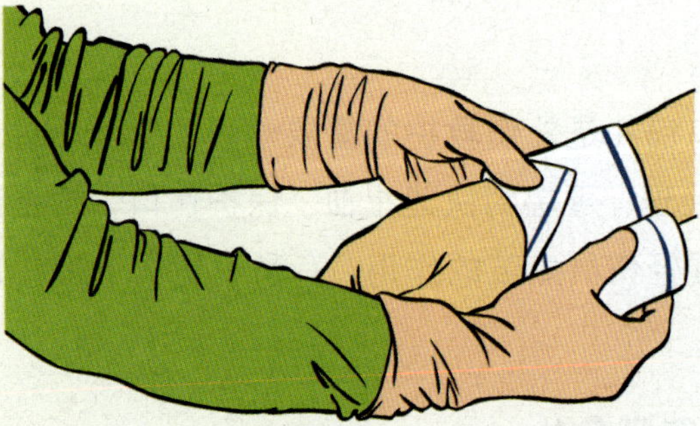

（3）加压环形缠绕肢体4～5圈，每圈要压住前一圈的绷带，缠绕的范围要超出敷料边缘；

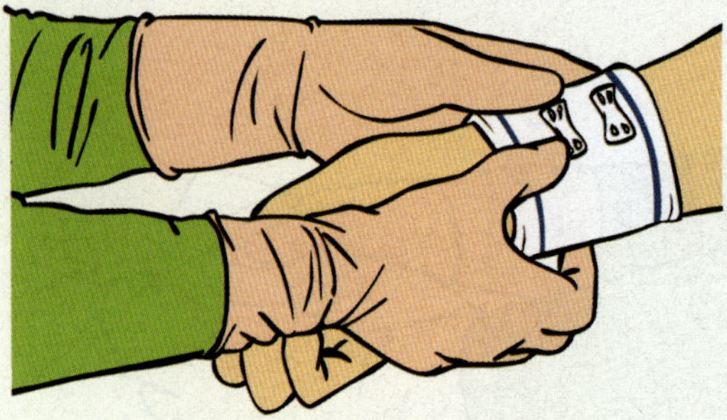

（4）用胶布粘贴固定，也可将绷带尾部从中间纵形剪开形成两布条，两布条交错打结，然后再绕肢体打结固定；

（5）检查远端血液循环情况。

2）回返包扎法

回返包扎法，用于头部或断肢伤口的包扎。操作如下：

（1）用无菌敷料覆盖伤口，用绷带绕头部或肢体作环形固定两圈；

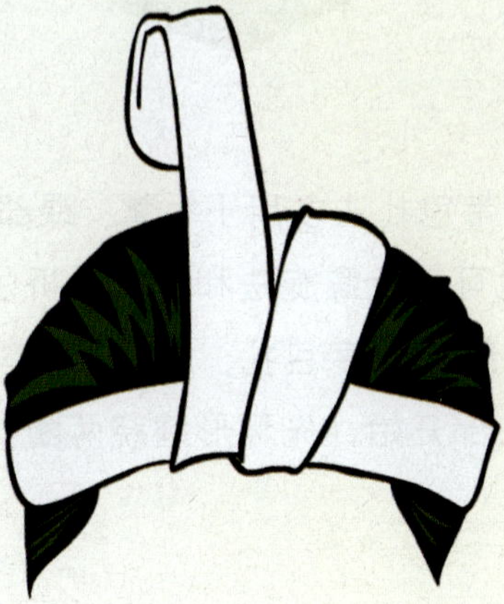

（2）左手持绷带一端于头后（断肢）中部，右手持绷带，从头后方（断肢一端）向前到前额（断肢另一端）处将绷带向后反折；

（3）前后反复呈放射性反折，直至将敷料完全覆盖；

（4）将绷带绕头部或肢体环缠绕两圈，反折绷带端固定。

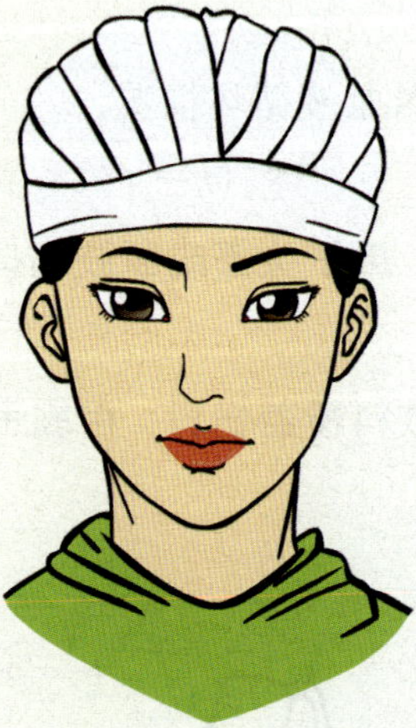

3）"8"字包扎法

"8"字绷带包扎法多用于手掌、踝部和其他关节处伤口包扎，也可替代螺旋法和螺旋反折法。

（1）手背部"8"字包扎，用无菌敷料覆盖伤口，包扎从腕关节上部开始，先环形缠绕两圈；

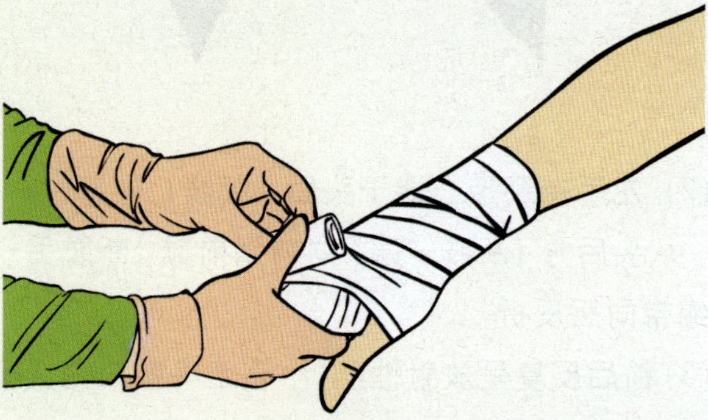

经腕关节向下，依次进行"8"字形缠绕绷带，在腕关节上部固定；

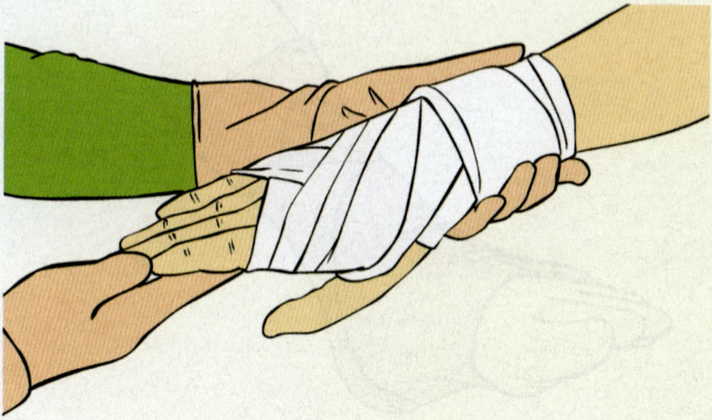

（2）踝部"8"字包扎，用无菌敷料覆盖伤口，包扎从踝部关节上部开始，先环形缠绕两圈；

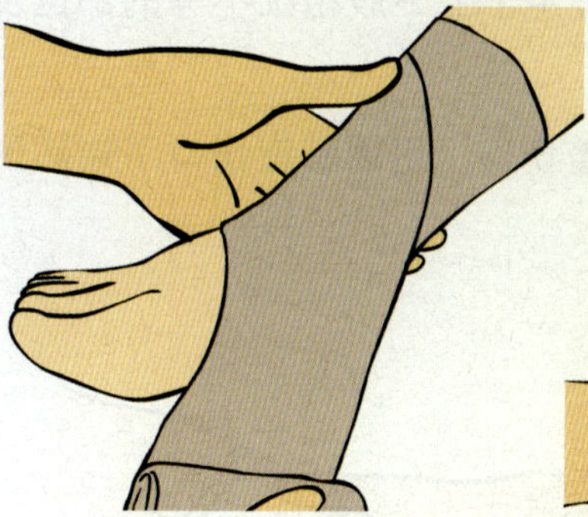

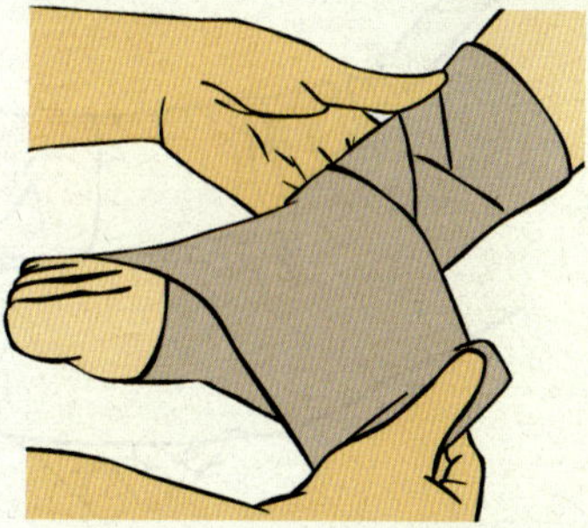

经踝部向下至足底，依次进行“8”字形缠绕绷带，在踝部关节上部固定。

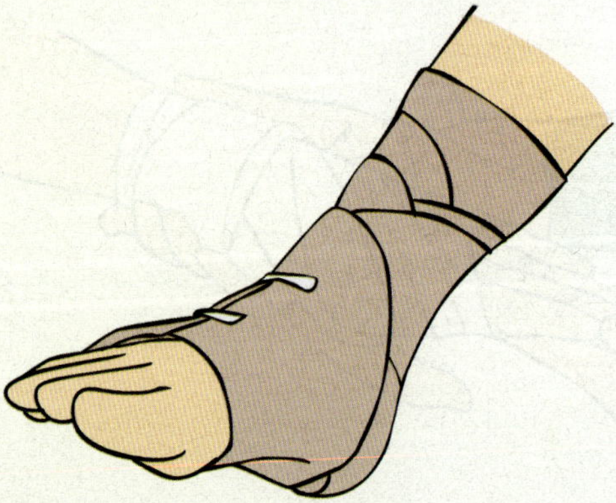

4）螺旋包扎法

绷带螺旋包扎法，适用于上下肢粗细不等的部位及躯干操作如下：

（1）用无菌敷料覆盖伤口，用绷带在伤口下端环形缠绕两圈；

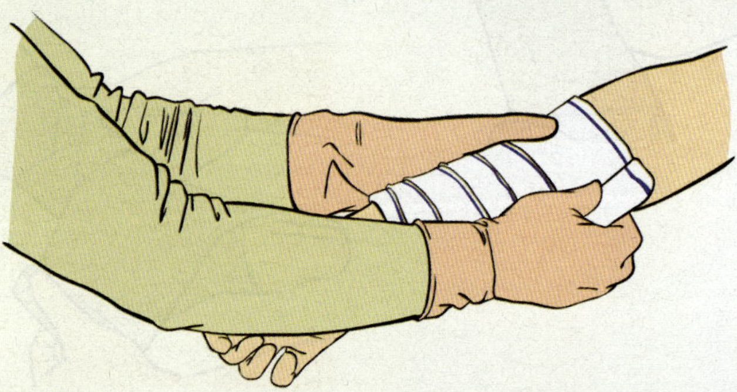

（2）从第三圈开始，斜行环绕敷料，下一圈绷带压住上一圈绷带的1/2或1/3，将敷料完全覆盖后再缠绕一至两圈，用胶布或绷带扣固定。

5）螺旋反折法

适用于上下肢粗细不等的部位，如小腿、前臂等。操作如下：

（1）先用无菌敷料覆盖伤口，再用环行法做固定圈；

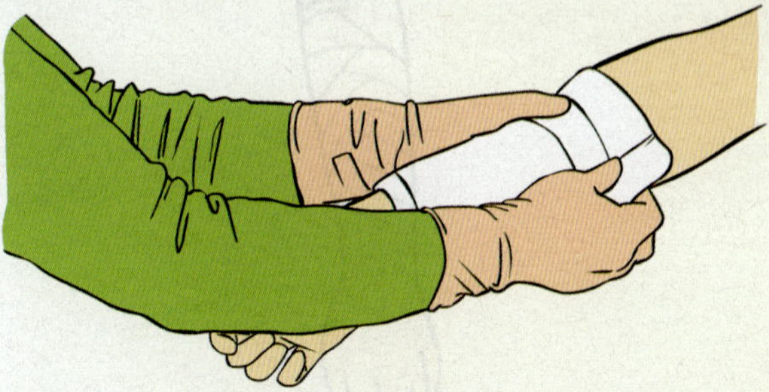

（2）第三圈开始斜行环绕敷料，以后在肢体同一轴

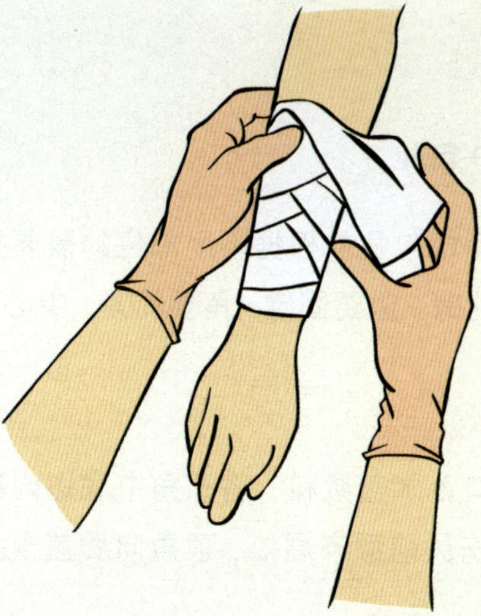

线位置反折，用下一圈绷带压住上一圈绷带的1/2或1/3，反折处不要在伤口上；

（3）覆盖住敷料后做环行圈，最后用胶布或绷带扣固定。

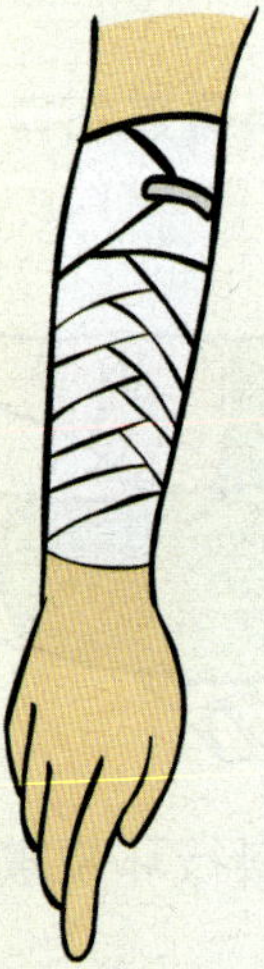

2. 三角巾包扎

在使用三角巾包扎前根据不同部位的需要折叠成不同的形状。包扎时，边要固定，角要抓紧，中心伸展，敷料结实。

1）头顶帽式包扎

（1）在伤口上加盖敷料，将三角巾底边内折约两指宽，边缘放于伤员前额齐眉处，顶角向后盖于头顶部伤口上，两底角经两耳上方拉向后；

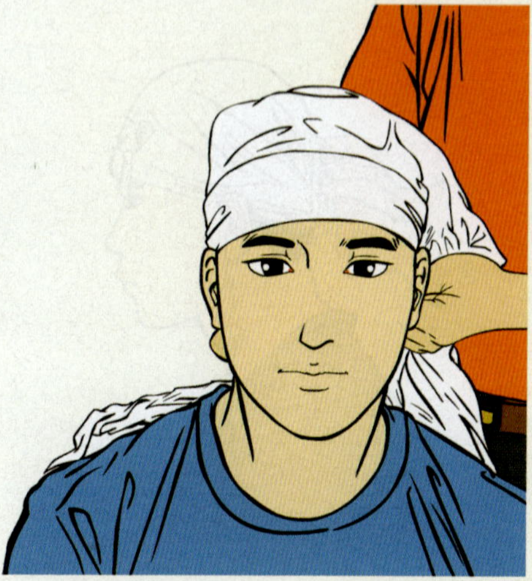

（2）交叉压住顶角缓慢收紧，再绕回前额交汇处打结；

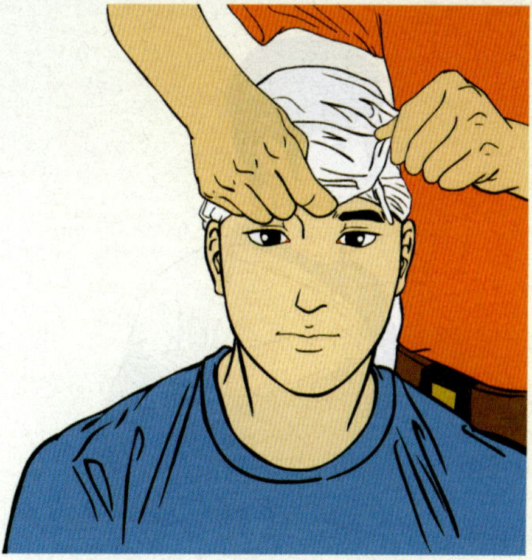

(3) 一手压住伤口部位的敷料，另一手将顶角拉紧，掖入头后部交叉处内。

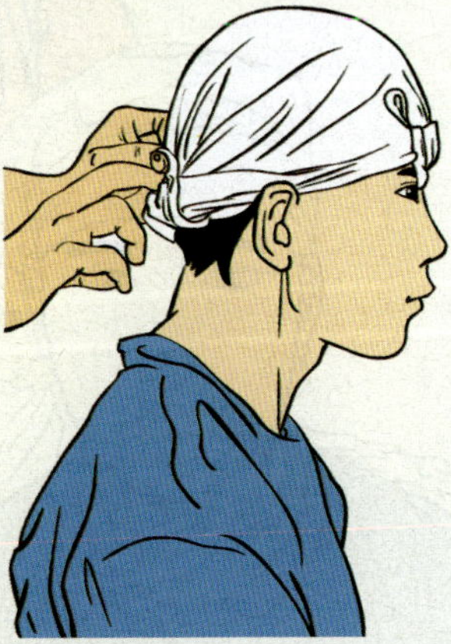

2）单肩包扎

(1) 将三角巾折叠成夹角约90度的燕尾式，夹角对准侧颈部正中放于肩上，大片放后面压小片；

(2) 将燕尾底边两角包绕上臂，在上部打结；

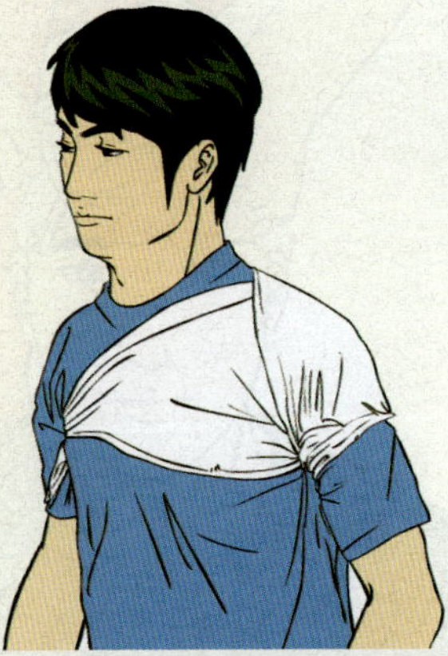

（3）拉紧两燕尾角，分别经胸、背部至对侧腋前打结。

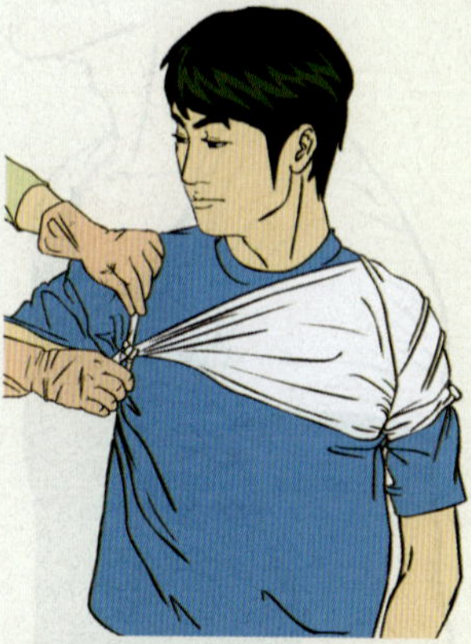

3）双肩包扎

（1）将三角巾折叠成夹角约120度的燕尾式；燕尾披在双肩上，燕尾夹角对准颈后正中部；

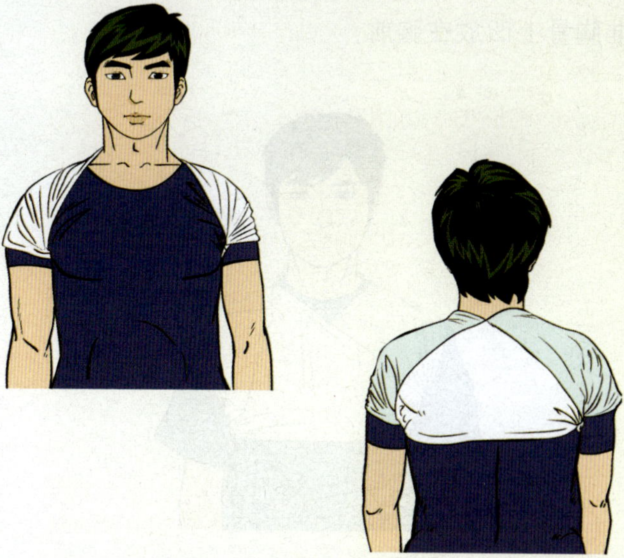

（2）两侧燕尾角由前向后包住肩部，经腋下在交汇处打结。

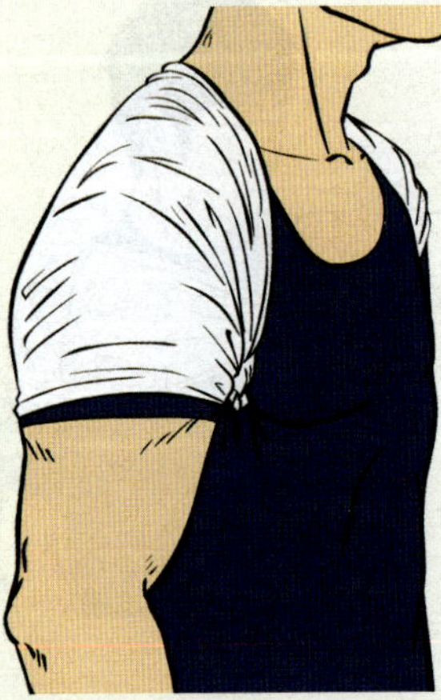

4）双胸包扎

（1）将三角巾折叠成夹角约100度的燕尾式，夹角对准胸骨上凹放在胸前；

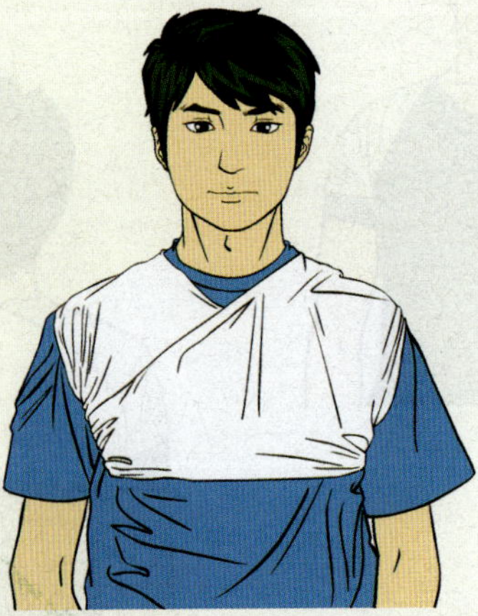

（2）两燕尾角过肩于背后，将底边角的系带围绕背后在交汇处打结；

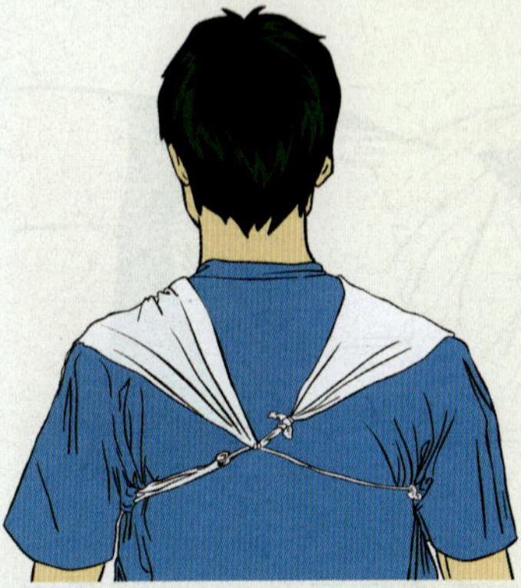

（3）另一系带穿过此横带后上提与另一燕尾角打结。

5）全腹包扎

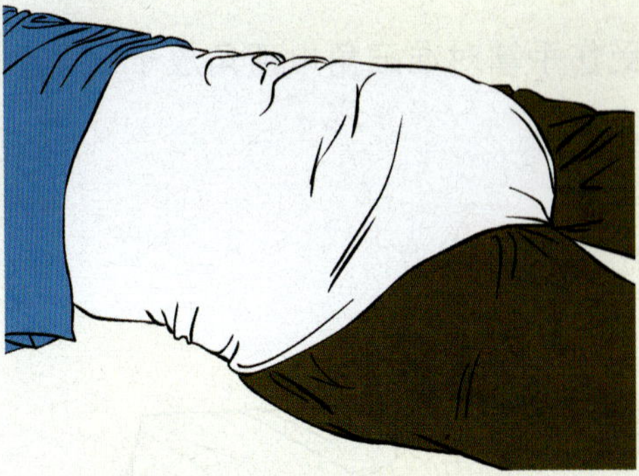

（1）将三角巾顶角向下，底边横放于腰部；

(2) 两底角围绕至腰后打结;

(3) 顶角由两腿间拉向后穿横结打结。

6) 单侧臀部包扎

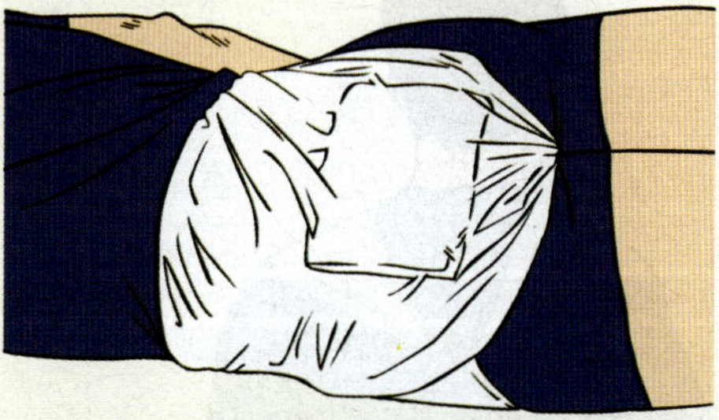

(1) 将三角巾折叠成夹角约60度燕尾式，夹角向下对准外侧裤线;

(2) 大片向后包绕伤侧臀部并压住向前的小片，在对侧腰部打结;

(3) 两底边围绕伤侧的大腿根打结。

7) 手掌包扎

(1) 受伤手掌对准三角巾顶角放于三角巾中部，指缝间插入敷料;

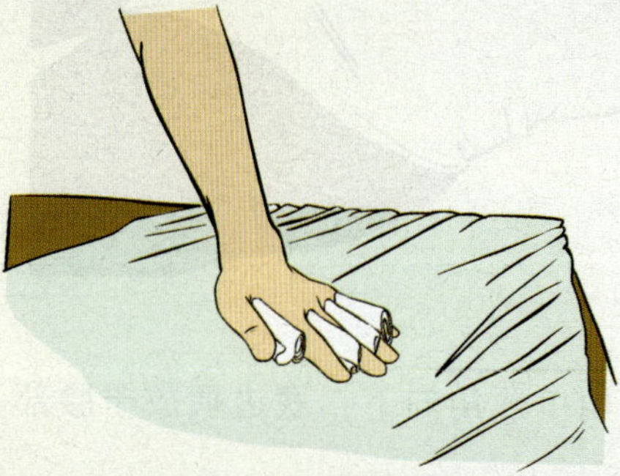

（2）提起顶角向上盖住手背，两底角向上包绕压住顶角后，在腕部交叉打结。

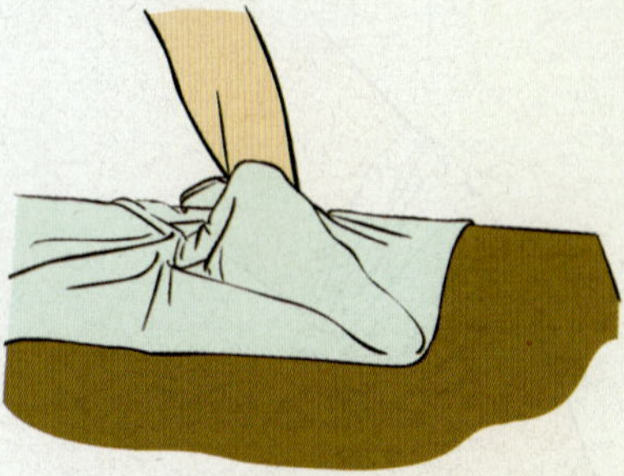

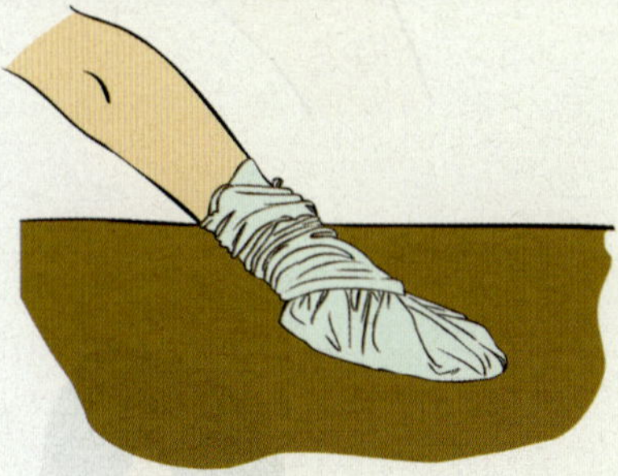

8）膝部包扎

（1）将三角巾折叠成适当宽度的带状，中段斜放于伤口上；

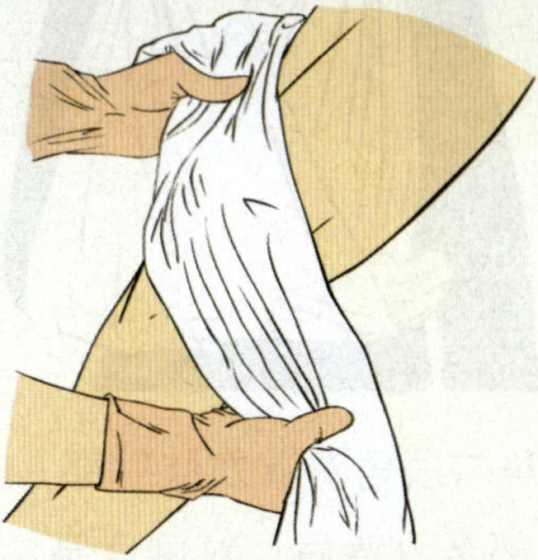

（2）两端分别压住上下边缘包绕肢体一周于外侧打结。

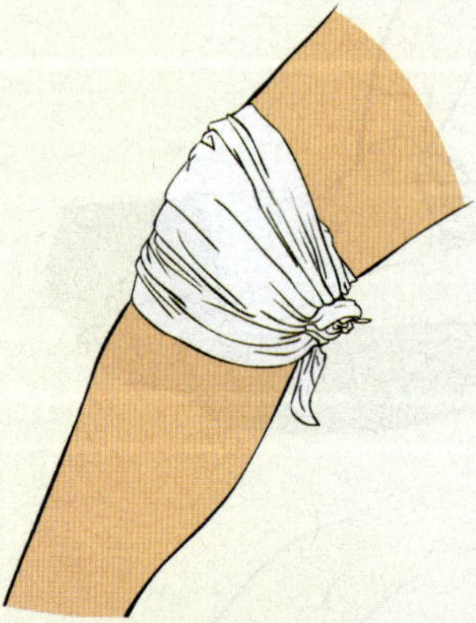

9）大悬臂带

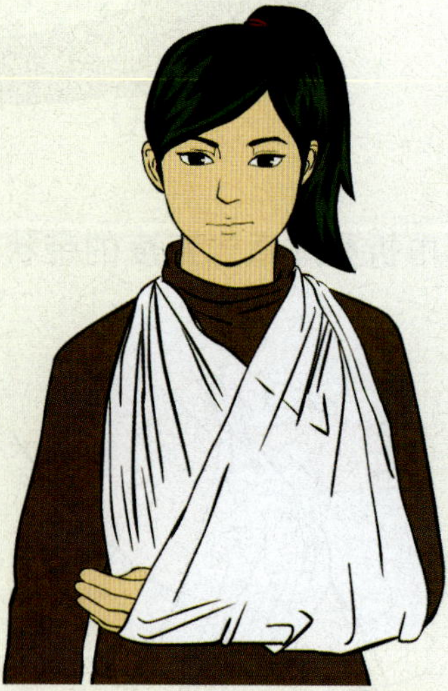

（1）将三角巾顶角对准伤肢肘部，一底角过胸部绕过健康一侧肩部至（背后）对侧肩部；

（2）另一底角由包绕伤臂反折于伤侧臂部至伤侧肩部，伤臂曲肘放在三角巾中部；

（3）三角巾两底角在锁骨上凹处交叉打结，将伤臂吊于胸前。

10）小臂悬带

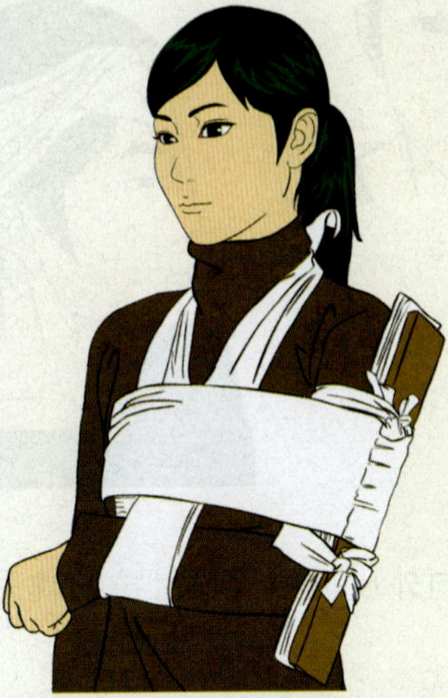

（1）将三角巾折叠成适当宽带，中央放在前臂的下1/3处；

（2）一角过胸部绕过健康一侧肩部至对侧肩部，另一角由包绕伤臂反折于伤侧臂部至肩部；

（3）三角巾两角在锁骨上凹处打结，将伤臂吊于胸前。

11）单眼包扎

（1）将三角巾折叠为四指宽，以2/3向下斜放于伤侧眼部，经过耳下（反折）绕枕后经健侧耳上到眉弓处固定；

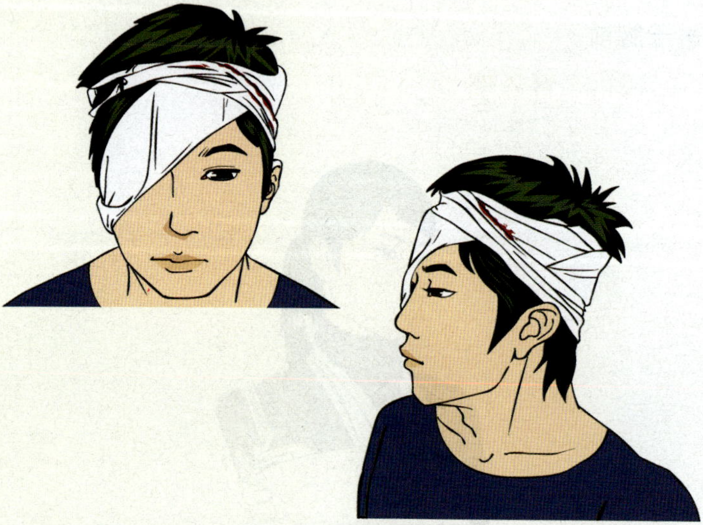

（2）另一端向外反折后于耳上拉向枕后，在两端的交汇处打结。

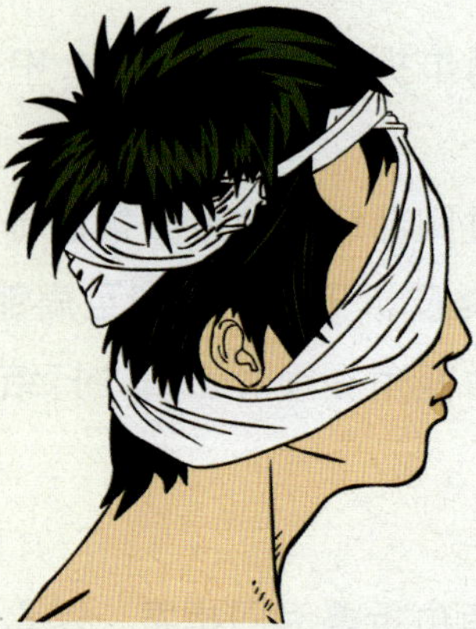

12）双眼包扎

（1）将三角巾折叠为四指宽，中点放于枕部下方；

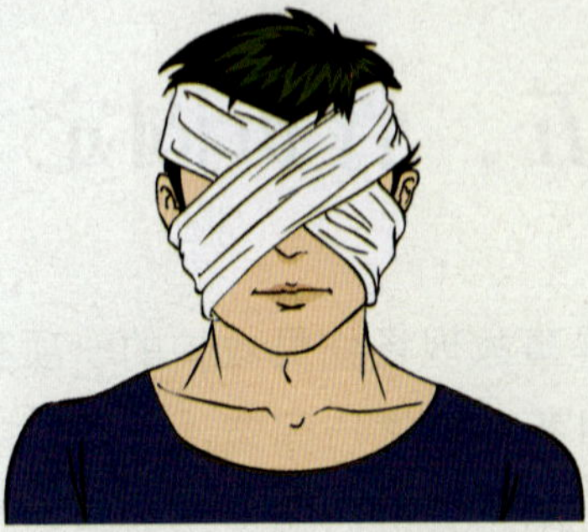

（2）两端从耳下绕至面部，覆盖双眼后交叉，在头部一侧打结。

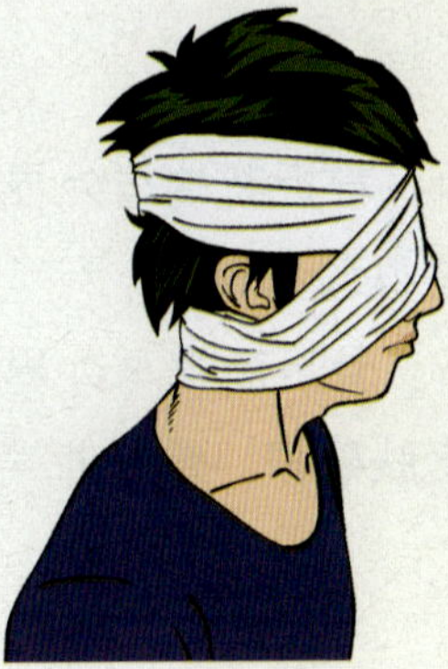

五、骨折固定

骨折固定是事故现场伤员救护的一项基本技术，及时、正确的对骨折部位进行固定，能迅速减轻伤员的疼痛，减少出血，防止骨折断端损伤脊髓、血管、神经等组织，有利于伤员的搬运和进一步治疗。

1. 骨折的类型与判断

1）骨折的类型

（1）闭合性骨折：骨折断端与外界或体内空腔脏器不相通，骨折处的皮肤没有破损；

（2）开放性骨折：骨折断端与外界或体内空腔脏器相通，骨折处局部皮肤破损，骨折断端与空气接触，或暴露在体外。

2）骨折的判断

（1）疼痛：疼痛剧烈，受伤处有明显的压痛点，移动时有剧痛，安静时疼痛减轻；

（2）肿胀：骨折部位出血，血循环不良导致水肿，都会使受伤部位的外表呈现肿胀现象；

（3）畸形：骨折时肢体会发生畸形，呈现缩短、弯曲或者转向；

(4) 功能障碍：伤员原有的运动功能受到影响或完全丧失。

2. 骨折固定原则及要点

(1) 检查意识、呼吸、脉搏及处理严重出血；

(2) 开放性骨折禁止冲洗，上药；

(3) 骨折断端暴露，不要将其送回伤口内；

(4) 夹板的长度应能将骨折处的上下关节一同加以固定；

(5) 夹板与皮肤、关节、骨突处接触部位需加衬垫；

(6) 先固定骨折的上端，再固定骨折的下端，自上而下打结固定；

(7) 在夹板一侧或健侧的肢体上打结，不可在骨折处打结或加压包扎；

(8) 放置肢体于功能位置，肢体如有畸形，可按畸形位置固定，禁止复位；

(9) 暴露肢体末端以便观察血运及皮肤感觉。

3. 上肢骨折固定

1）上臂骨折（肱骨干骨折）固定

(1) 用小夹板固定时，一块放于上臂外侧，从肘部到肩部，另一块置于上臂内侧，从肘部到腋下进行固定；

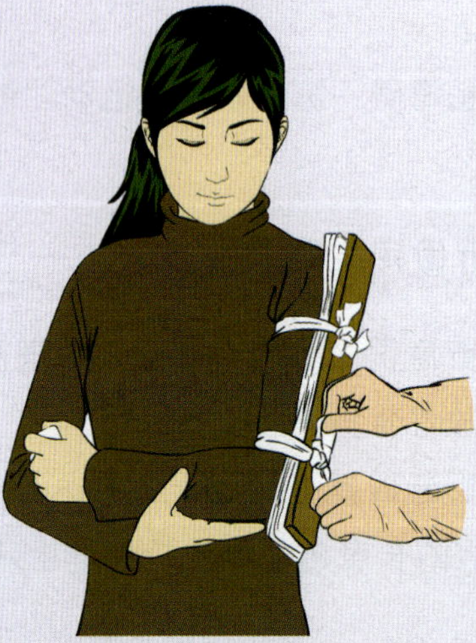

（2）小夹板与骨折处加厚垫保护，肘部曲屈90度，将前臂悬挂于胸前。

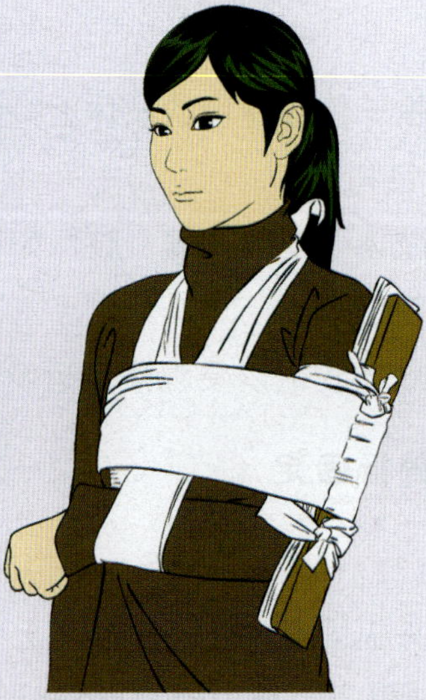

2）前臂骨折（尺、桡骨骨折）

（1）用小夹板或两块木板内侧加垫，分别置于前臂的内、外侧；

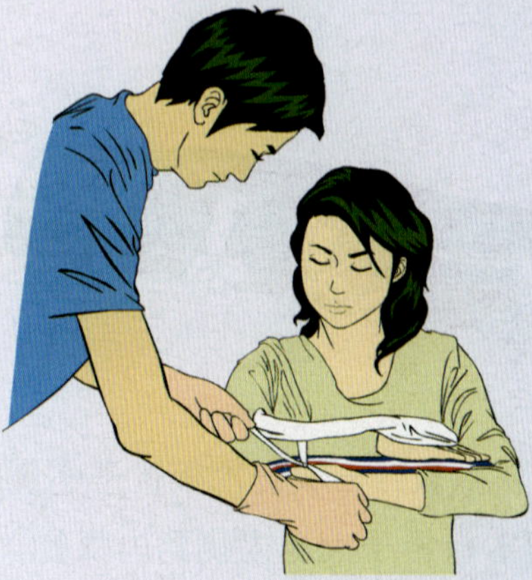

（2）用三角巾或绷带捆绑固定，屈肘位悬吊于胸前，也可用书本垫于前臂下方直接悬吊于胸前。

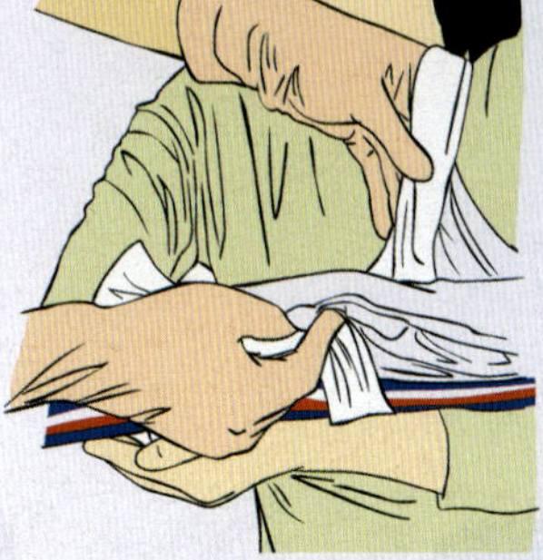

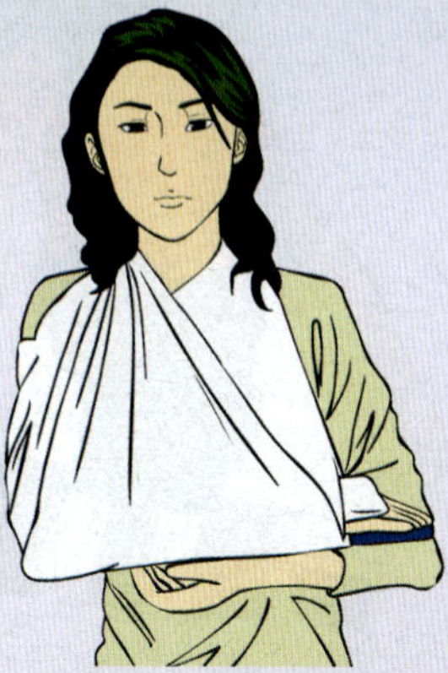

4. 下肢骨折固定

1）双板大腿骨折固定

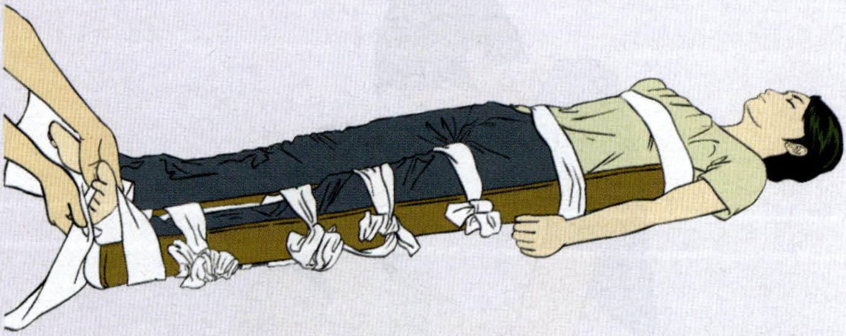

（1）用两块木板，一块长木板置于伤侧腋窝到外踝处，另一块短木板置于大腿内侧到内踝处；

（2）在腋下、髋关节、膝关节、踝关节骨突部放棉垫保护，空隙处用软物填实；

（3）用7条宽带先固定骨折上下两端，然后固定腋下、髋、膝、小腿踝部；

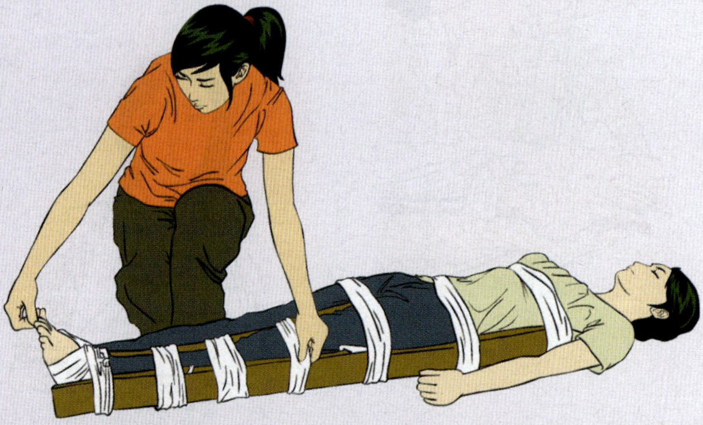

（4）用“8”字法固定足踝：将宽带放到足底，环绕足背两端交叉，再环绕踝部回返打结固定；

（5）趾端露出，检查血液循环。

2）健肢大腿骨折固定

（1）在两膝、两踝及两腿间隙之间加垫，将两腿并拢；

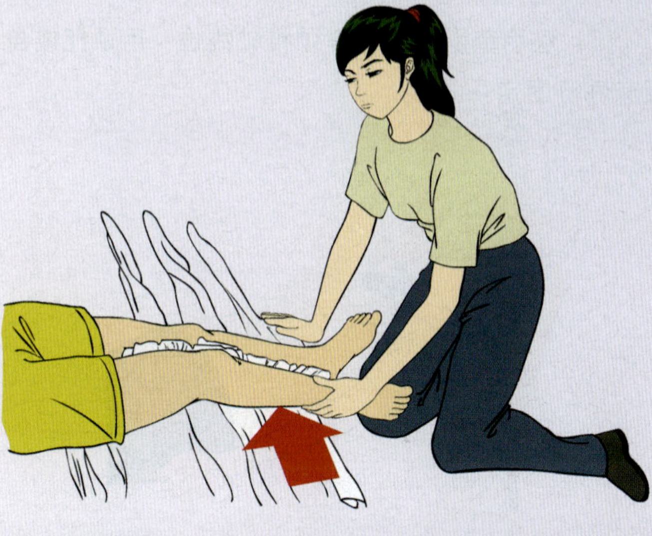

（2）用5条宽带固定（骨折上、下、髋关节、膝关节、踝关节）；

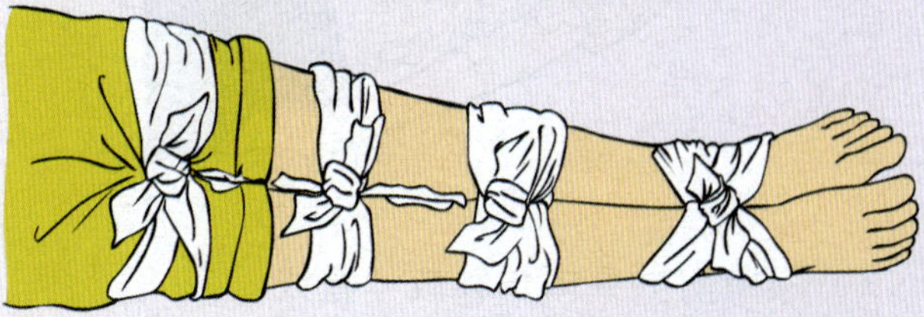

（3）用“8”字法固定足踝：将宽带放到足底，环绕足背两端交叉，再环绕踝部回返打结固定；

（4）趾端露出，检查血液循环。

（小腿骨折可参考大腿骨折固定法进行固定）

5. 颈椎骨折固定

（1）双手牵引头部恢复颈椎轴线位，用颈托或自制颈套进行固定；

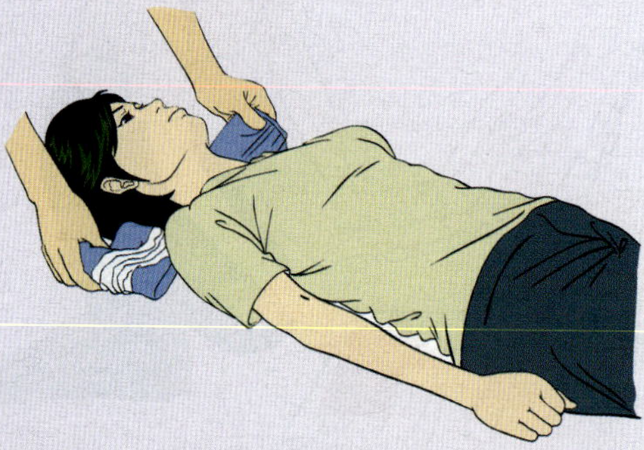

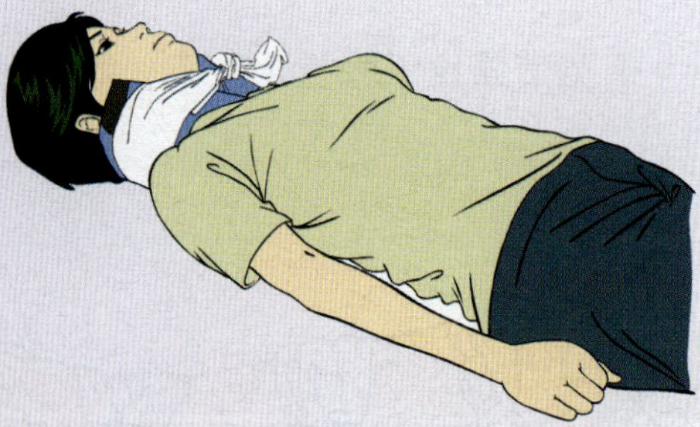

（2）保持伤员身体长轴成一直线；

（3）担架搬运时可用砂袋等在患者颈部两侧固定。

6. 盆骨骨折固定

（1）伤员为仰卧位，两膝下放置软垫，膝部屈曲以减轻骨盆骨折的疼痛；

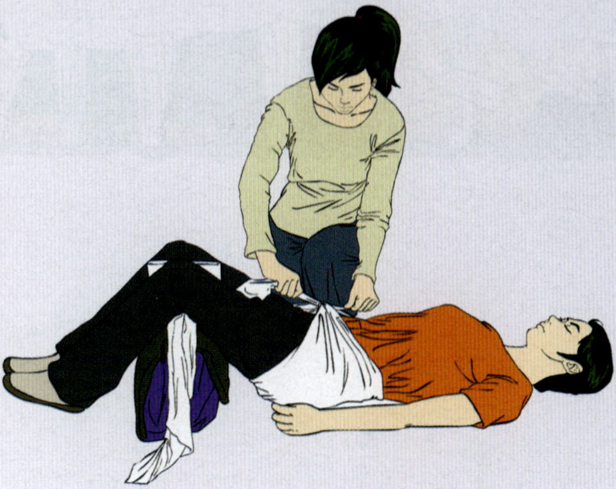

（2）用宽带或三角巾底边从臀部向前绕骨盆捆扎紧；

（3）两膝之间加放衬垫，用绷带或三角巾固定。

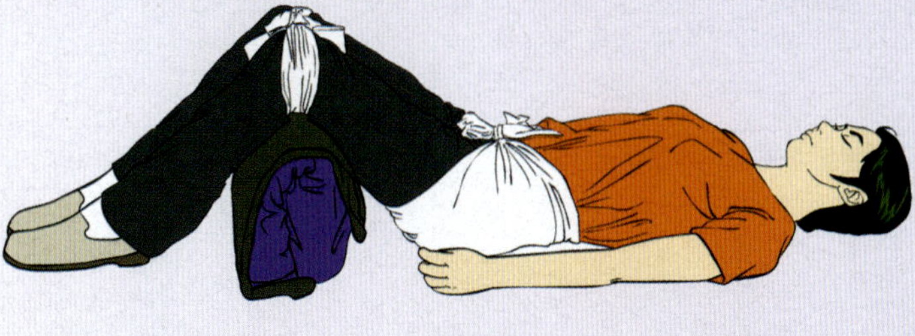

7. 脊柱骨折固定

（1）不要改变伤员的姿势，在两腿之间加垫，将两腿并拢；

（2）用七条绷带或三角巾将伤员固定在木板上，上肢为屈肘位，下肢呈伸直位。

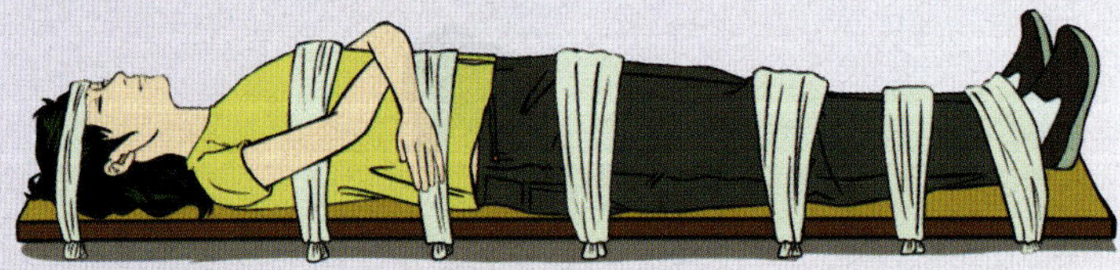

六、伤员搬运

伤员的搬运是将伤员移离事故现场，经救护后搬运到救护车或其他运送工具上，使伤员脱离危险区，尽快得到专业救治，可防止损伤加重，最大限度挽救生命、减少伤残。

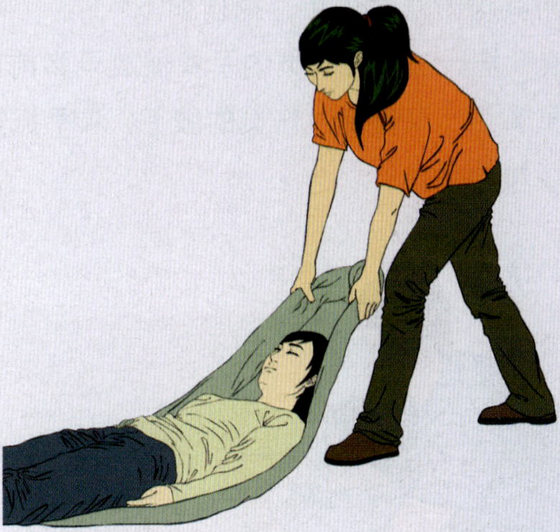

1. 伤员搬运原则

（1）搬运前，迅速观察受伤现场和判断伤情；

（2）做好伤员的现场救护；

（3）先止血、包扎、固定后再搬运；

（4）伤员体位要适宜，保持脊柱及肢体在一条直线上，防止加重损伤；

（5）搬运动作要轻巧、迅速，避免不必要的振动；

（6）随时注意观察伤员的生命体征变化，并及时处理。

2. 徒手搬运

1）拖行法

适用于环境危险，必须将伤员转移到安全的区域，且不能采用其他方法时采用。操作如下：

（1）腋下拖行法：将伤员的手臂横放于胸前，救护人位于伤员背后，双臂绕过伤员的腋下，双手抓紧伤员的手臂，缓慢向后拖行；

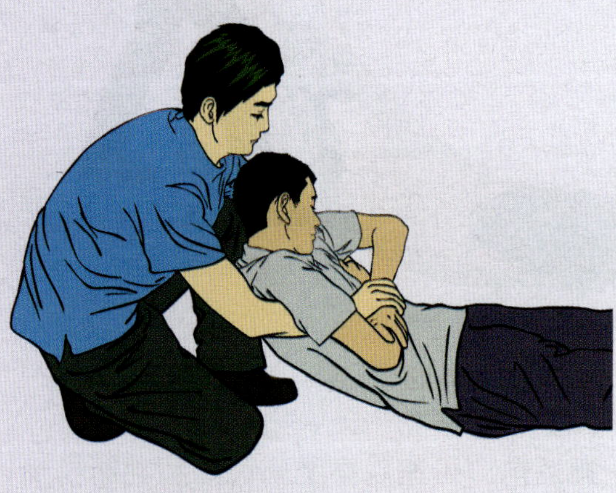

（2）衣服拖行法：将伤员的外衣口解开，衣服从背后反折，中间段托住头颈部，救护人位于伤员身后，拉

住衣服缓慢向后拖行。

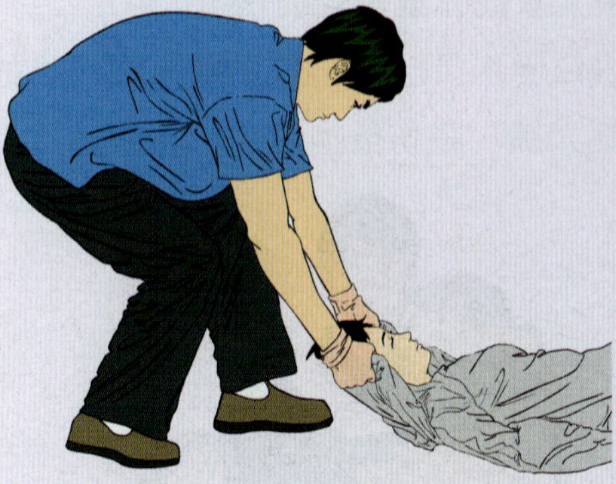

2）扶行法

适用于伤势轻微，并能行走的伤员。操作如下：

（1）救护人位于伤员一侧，将伤员靠近救护人一侧的手臂抬起，放到救护人颈部；

（2）救护人外侧手握紧伤员的手臂，另一只手扶住伤员的腰；

（3）让伤员身体略靠着救护人共同缓慢行走。

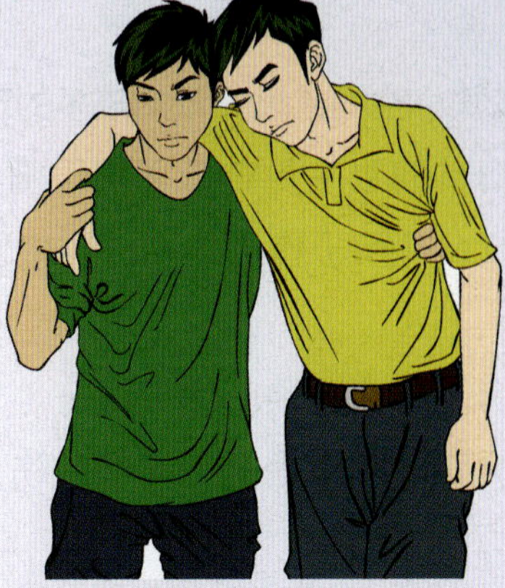

3）抱持法

适用于儿童或体重较轻的伤员。

救护人位于伤员一侧，以手臂托住伤员的腰背部，另一手臂托大腿，将伤员抱起。

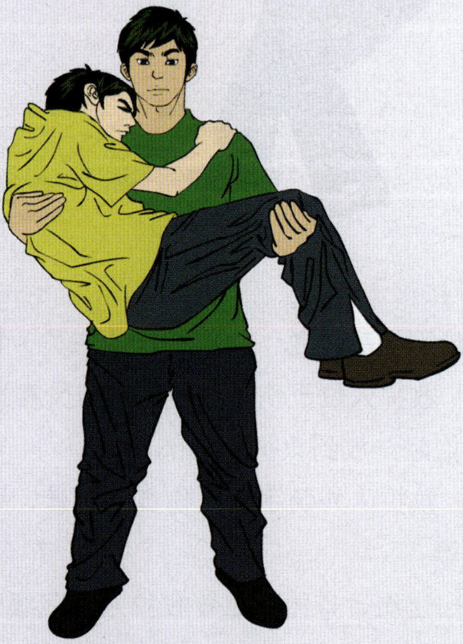

4）爬行法

适用于在狭小空间或火灾浓烟较多的现场的伤员搬运。

（1）将伤员的双手用布带捆绑于胸前；

（2）救护人骑跨于伤员的胸前，将伤员捆绑的双手套于颈部；

（3）让伤员的头、颈、肩部离开地面；

（4）救护者双手扶地爬行，拖带伤员前进。

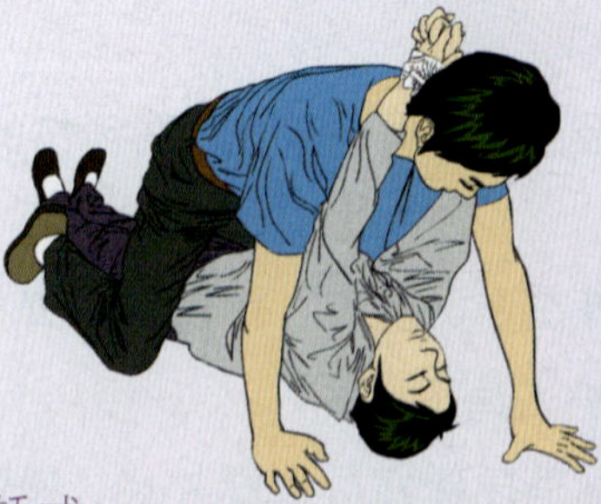

5）杠轿式

适用于清醒、虚弱的伤员。

（1）两名救护人面对面呈蹲位站于伤员背后，各自用右手紧握左手腕，左手再紧握住对方右手腕，组成手座杠轿；

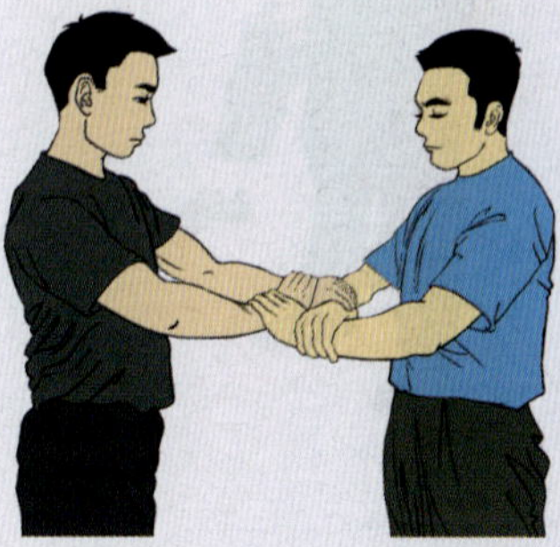

（2）伤员坐在手座杠轿上，两手臂分别搭在两救护人的颈后；

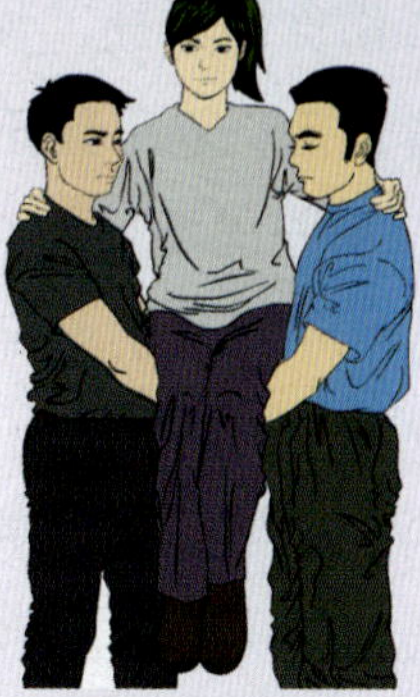

（3）两救护人慢慢站立，抬起伤员，同时起步搬运。

6）背负法

适用于体重轻，且无胸、腹部严重创伤的伤员。操作如下：

（1）救护人蹲在伤员前方，将伤员双臂搭在救护人颈部，头枕在救护人肩上；

（2）救护人双手托住伤员大腿外侧，慢慢起身将伤员背起。

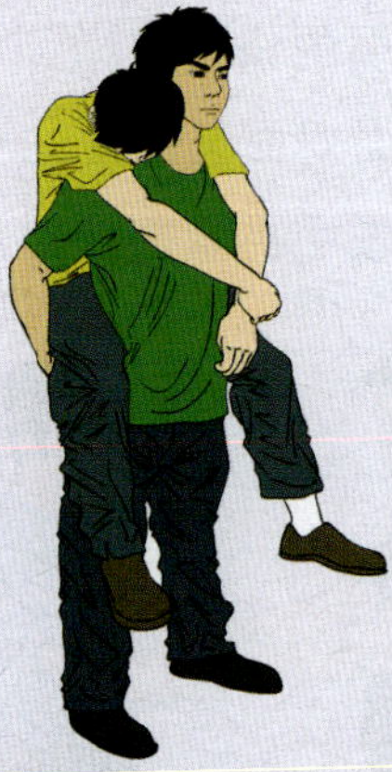

3. 伤员紧急移动

1）三人搬运法

适用于骨盆骨折伤员的移动，操作如下：

（1）将伤员骨盆固定，双手置于上腹部，三位救护人位于伤员同一侧，单膝跪地；

（2）一位救护人位于伤员的胸部，一位救护人位于腿部，另一位救护人专门保护骨盆；

（3）三位救护人双手平伸，从伤员身体下穿越达对侧，同时用力将伤员托起，短距离将伤员搬运到硬板担架上。

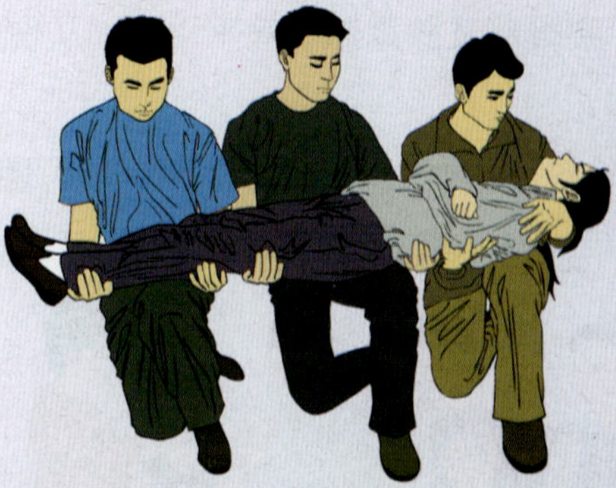

2）四人搬运法

适用于脊柱骨折伤员的移动。操作如下：

（1）将伤员双手用布带捆绑置于上腹部，四位救护人单膝跪地；

（2）一位救护人位于伤员的头部，双手掌抱于头部两侧轴向牵引颈部，保护颈部稳定；

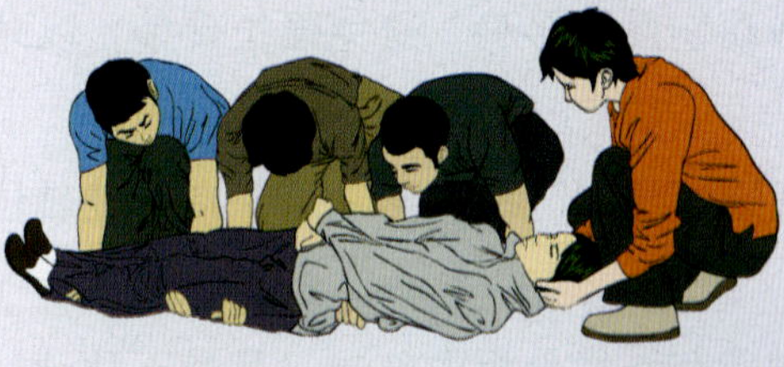

（3）另三位救护人位于伤员同一侧，分别位于伤员

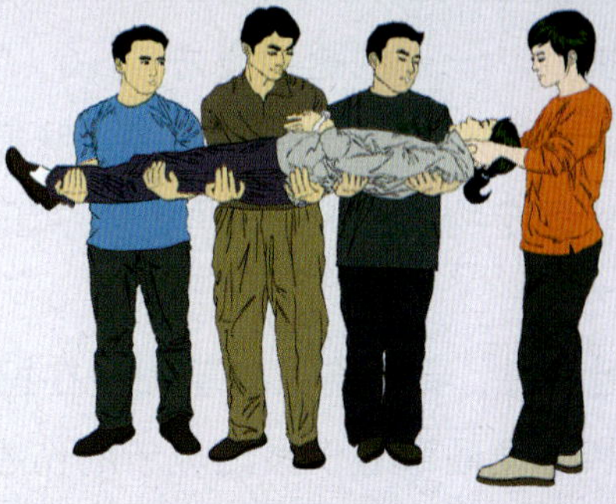

的肩背部、腰臀部及膝踝部，双手平伸，从伤员身体下穿越达对侧；

（4）四位救护人同时用力将伤员平稳托起，随时保持伤员脊柱呈轴位，短距离将伤员搬运到脊柱板或硬板担架上。

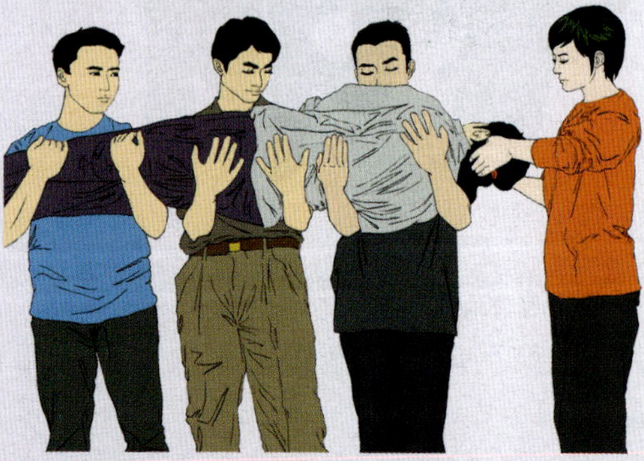

4. 现场搬运注意事项

（1）搬动伤员要平稳，避免强拉硬拽，以防损伤加重；

（2）搬运伤员时，特别要注意保持脊柱轴位，防止脊髓损伤；

（3）对疑有脊柱骨折的伤员，尽量不移动，等待专业医疗人员到场搬运，现场出现危险情况必须移动伤员时，禁忌一人抬肩，一人抱腿的方法；

（4）伤员转运途中，要密切注意呼吸、脉搏变化，随时调整止血带和固定物的松紧度，防止皮肤压伤和缺血坏死；

（5）使用担架时，要将伤员妥善固定在担架上，以防止头部扭动和过度颠簸对伤员造成新的伤害。